服薬援助のための
医療コミュニケーションスキル・アップ

町田　いづみ●著

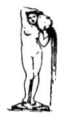

星和書店

本書に使用されている挿絵は，Microsoft CorporationのClip Galleryのクリップアートです。
同社のガイドラインに沿って使用させていただいております。

はじめに

　コミュニケーションスキルを身につけるための目的は，立場や状況によって，あるいは個人の志向などによって異なってきます。例えば，より良い日常生活を送るために，友人や近隣の人たちとの関係作りに必要なコミュニケーションスキルを学びたいと思うこともあるでしょう。あるいは，商談をする機会が多い方にとっては，仕事の成果を上げるための戦術的なコミュニケーションスキルの習得が必要になるかもしれません。また最近では，会社内部での上司と部下との関係を円滑に運ぶこと，より有効なリーダーシップをとることを目的としたコミュニケーションスキルトレーニングが求められているようです。では，医療コミュニケーションの目的は何でしょうか。

　患者さんは治療を求めて医療機関にやってきます。そして，すべての患者さんは，自分がかかった医療機関が最良の医療を提供してくれることを期待します。しかし，ここでいう「最良の医療」とは，単に「最先端の医療技術」を指すのではありません。

　医療の世界では，時に悲しい告知や厳しい制限を受けることがあります。患者さん側も，それが避けられないことであり，また必要なことであることは十分に理解しているものです。しかし，そうした理解があったとしても，危機的な状況にある患者さんやご家族から，医療スタッフに対する不満の声が聞かれることも事実です。これは患者側がわがままだからなのでしょうか。いえ，そんなことはありません。そうした場面での患者さんやご家族は医療スタッフに対して，「私（たち）にとって重大な出来事が起こってしまいました。どうかその苦痛を共有し，そして，ともに治療に関わってください」と望み，訴えているのです。しかし，それらの声に気づいてもらえないと感じたとき，無性に悲しくなったり，腹立たしくなった

りして，それが「不満」として訴えられるのではないでしょうか．

　　　　　　　□　　　　□　　　　□

　私の夫は47歳の若さで，がんでこの世を去りました．夫は，最新の医療器械を有し最高の技術者のそろった病院で最期を迎えました．しかし，私たち家族は，後悔と失意の感情をぬぐうことができません．
　「苦しい」と訴える夫に向けられた，「もっとつらい患者さんはたくさんいます」「病は気からっていうじゃないですか」などといった寂しい言葉の数々．「もっと詳しく説明してください」と言ってしまったために，診察の順番がいつも最後になったこと．目も合わせずに「ご愁傷さま…」と言われた最期の時．
　1分1秒でも長く生きていてほしいというのは，多くの家族の願いです．そのために高度な医療を提供してもらうのはありがたいことです．しかし，人はそれだけでは，これまでの生に満足し，そして訪れた死を受け入れることはできないようです．私たち家族は，そしてきっと本人も，そこでできる「精一杯のことをした」「精一杯のことをしてもらった」という「実感」がほしかったのだと思います．

　　　　　　　□　　　　□　　　　□

　このご家族は，何を医療スタッフに訴えているのでしょうか．私はその意味を自問自答しながら，医療コミュニケーションの目的を探してきました．
　医療の質が問われるようになって久しいのですが，それは訴訟問題に関連して，医療過誤ばかりに目が向けられているように思えてなりません．もちろん，医療の過ちは決してあってはならないことですし，その対策は急務です．しかし，訴訟を起こす患者さんやそのご家族の心の底に，患者－医療者間のコミュニケーションへの疑問や不満があることもまた事実のようです．もちろん，医療コミュニケーションスキルを磨く目的は，「訴えられない」ことではありません．患者さんが本当に満足した医療を受けられること，つまり，「患者QOL」を向上させるためのスキルこそが，まさに今，すべての医療スタッフに求められているのではないでしょうか．そして，これが，医療コミュニケーションの最も重要な目的でもあると考えます．

もし，医療スタッフの些細な言動が患者さんやそのご家族の傷ついた心身にさらにつらい追い討ちをかけるようなことがあったならば，またそうした事実にすら気づけなかったとしたならば，これは，医療スタッフとしての最大の不幸です。そして，今まさに医療は，患者さんとのコミュニケーションという新たな課題に取り組む時期に来ているのではないでしょうか。

　さて，薬学教育6年制の時代を迎えました。これは換言すれば，薬剤師がその真価を問われる時代に入ったことを意味します。調剤だけをその主な仕事としてきた時代は終わりました。そして多くの人が薬剤師に，薬物治療の責任者のひとりとしての役割を求めています。

　医療の中で，薬物治療が大きなウエイトを占めていることは周知のとおりです。薬は人の身体の中に入ってその効果を発揮するものです。そして，ここに大きな問題が起こってくるのです。多くの患者さんは，「できれば薬など飲みたくない」「副作用が怖い」「薬を飲むことは病気を認めることである」など，服薬に対して複雑な思いをめぐらせています。いかに納得して薬物治療を受けられるか，薬物治療を本当の意味で自分への利益と思えるか，というような治療のコンプライアンスに関わる問題は，その後の治療効果に直接的な影響を及ぼすことになります。こうした場面では，医療スタッフとしての医療コミュニケーションスキルに加えて，薬物治療者としての医療コミュニケーションスキルが必要となります。そして，今後の薬剤師の質は，いかに効果的で効率的な薬物治療を提供できるかという点でも評価されることになるでしょう。

　さらに一患者の立場から今後の薬剤師に期待することは，薬物療法の専門家として，患者と一緒に治療について考え，そして助言する，治療のよきパートナーとしての存在になってくれることです。

　もしこの本を手にとってくださった方に，「人と関わることの意味」について一緒に考えてもらえたなら，これほどうれしいことはありません。

　このような理由から，本書は，すでに病院あるいは調剤薬局の薬剤師として活躍されている方々，さらに，今後そうした領域に進もうと考えている学生さんなど，臨床を志すすべての薬学関係の方々に読んでいただけることを願っています。

　最後に，本文中で紹介する患者さんの声は，患者さんからの大切なメッ

セージです。「私のメッセージを何かに役立ててください」と言ってくださった多くの方々に，心からお礼を申し上げます。

2005年9月

町田いづみ

目次

はじめに　iii

第I部　医療コミュニケーションのためのスキルトレーニング　1

セッション1　医療コミュニケーションスキルの基本 …… 3
- ウォーミングアップ－自己紹介をしよう－ ………………… 3
- 医療コミュニケーションの目的 ……………………………… 6
- 医療コミュニケーションの目的達成のための方法 ………… 8
- ラポールの形成とは …………………………………………… 10
- 傾聴と共感について理解する ………………………………… 12
- 傾聴のしかたについて学ぶ …………………………………… 14
- 患者さんの話を傾聴しよう …………………………………… 16
- 患者さんに言葉をかけよう …………………………………… 17
- 患者さんの立場に立っているか考えよう …………………… 18
- 傾聴し理解したことを患者さんに伝えよう ………………… 20
- なぜ自分の立場に立ってしまったのか考えよう …………… 22
- 共感のしかたを学ぶ …………………………………………… 24
- 患者さんが感じていることを理解しよう …………………… 26
- 共感したことを患者さんに伝えよう ………………………… 27
- 共感を伝えるまでのプロセスを考えてみよう ……………… 28
- 理解できた感情を患者さんに伝えよう ……………………… 30
- 十分に傾聴しなければ共感できない ………………………… 31

セッション2　傾聴と共感を伝える言語的技術 …… 33
- ウォーミングアップ－キャッチボールをしよう－ ………… 33
- いかに傾聴・共感を伝えるか－言語的技術－ ……………… 35
- 言語的技術－あいづち－ ……………………………………… 37
- 言語的技術－くり返し－ ……………………………………… 39
- 言語的技術－明確化－ ………………………………………… 41
- 言語的技術－感情の反映－ …………………………………… 43
- 言語的技術－問題のリストアップ－ ………………………… 45
- 質問の種類 ……………………………………………………… 48

開かれた質問 · 49
　　　閉ざされた質問 · 50
　　　焦点を当てる質問 · 51
　　　実際の場面での質問のしかた · 52
　　　言語的技術のスキルアップ · 54

セッション3　傾聴と共感を伝える非言語的技術 · 57
　　　ウォーミングアップ−心当てゲームをしよう− · · · · · · · · · · · · · · · 57
　　　いかに傾聴・共感を伝えるか−非言語的技術− · · · · · · · · · · · · · 60
　　　非言語的技術−位置− · 62
　　　非言語的技術−姿勢− · 65
　　　非言語的技術−表情・視線− · 66
　　　非言語的技術−動作− · 69
　　　非言語的技術−服装・身だしなみ− · 71
　　　非言語的技術−沈黙− · 72
　　　非言語的技術−声の調子やスピード− · · · · · · · · · · · · · · · · · · 75
　　　非言語的技術のスキルアップ · 76

セッション4　良好な医療コミュニケーションを形成する「あいさつ」 · · · · 79
　　　ウォーミングアップ−あいさつをしよう− · 79
　　　「あいさつ」は重要なコミュニケーションスキル · · · · · · · · · · · · 81
　　　患者さんの声に学ぶ「あいさつ」の大切さ · · · · · · · · · · · · · · · 83
　　　あいさつの意味や効果を再確認する · 85
　　　場面を設定してあいさつの練習をしよう · · · · · · · · · · · · · · · · · 86

セッション5　不安を緩和させる心のメカニズム · 93
　　　ウォーミングアップ−うまく誘導できるかな− · · · · · · · · · · · · · · · 93
　　　患者心理の理解 · 94
　　　不快な体験にどのような反応をするか · · · · · · · · · · · · · · · · · · 96
　　　不安を和らげるための心のメカニズム−否認− · · · · · · · · · · 97
　　　不安を和らげるための心のメカニズム−置換− · · · · · · · · · 103
　　　不安を和らげるための心のメカニズム−知性化− · · · · · · · 107
　　　不安を和らげるための心のメカニズム−行動化− · · · · · · · 108
　　　不安を和らげるための心のメカニズム−退行− · · · · · · · · · 110
　　　不安を和らげるための心のメカニズム−合理化− · · · · · · · 112
　　　ストレスの存在に気づく · 114

セッション6　特徴的な反応を示す患者さんへの対応 ……………117
　　こんな患者さんにどう対応する？ ………………………117
　　突然どなりだした患者さん …………………………118
　　話し続ける患者さん …………………………………121
　　「あの先生，怖そうだから…」 …………………………124
　　「私は死ぬの？」と聞かれたら ……………………………126
　　患者さんを「対応困難」と判断しているのは誰？ ………130
　　心のすれ違いをなくすには …………………………131
　　「薬の数が多くて…」と言われたら ………………………133
　　常に柔軟な姿勢で事態を評価する ……………………134

第II部　身体疾患に伴う精神症状とメンタルケアサポート　137

セッション7　うつ病の基本的知識と問診のスキル ……………141
　　身体疾患に伴ううつ状態 ………………………………141
　　うつ病の診断 ……………………………………………143
　　うつ病の症状 ……………………………………………145
　　感情面にみられる病的な変化 …………………………147
　　意欲や活動にみられる病的な変化 ……………………149
　　思考と認知にみられる病的な変化 ……………………151
　　うつ病の四大妄想 ………………………………………153
　　身体面にみられる病的な変化 …………………………155
　　希死念慮のある患者さんへの対応 ……………………157
　　精神症状についての問診 ………………………………160

セッション8　うつ病への対応と注意点 ……………………………163
　　対応の基本 ………………………………………………164
　　感情面への対応と注意点 ………………………………165
　　意欲面への対応と注意点 ………………………………168
　　思考面への対応と注意点 ………………………………170
　　身体症状への対応と注意点 ……………………………172
　　睡眠薬の服薬援助 ………………………………………174
　　睡眠の評価と睡眠に関する問診 ………………………175
　　睡眠障害のパターンを前提とした問診 ………………176

セッション 9　うつ病が現れる疾患とそのプロセス ･･････････179

　うつ状態が現れる精神疾患 ････････････････････179
　両極性感情障害（うつ病期）･･････････････････180
　単極性うつ病 ･･････････････････････････････182
　気分変調症 ････････････････････････････････184
　反応性うつ病 ･･････････････････････････････185
　一般病棟でみられる「うつ」の症例 ･････････････187
　危機的体験と危機モデル ････････････････････188
　フィンクの危機モデル ･･･････････････････････189
　第1段階：衝撃・ショック ････････････････････191
　第2段階：防御的退行 ･･･････････････････････192
　第3段階：承認 ････････････････････････････193
　第4段階：適応 ････････････････････････････194
　喪失体験 ･･････････････････････････････････196
　罹患・治療に伴う喪失体験 ･･････････････････198
　罹患・治療に伴う心身への負担 ･･････････････199
　精神症状を評価する ･･･････････････････････200
　精神症状の評価の際の注意点 ･･･････････････202

セッション 10　身体因性の精神障害 ･･････････････････203

　せん妄の特徴 ･････････････････････････････204
　せん妄の合併頻度と在院日数 ･･･････････････206
　意識障害の理解 ･･･････････････････････････208
　意識障害の質的変化 ･･･････････････････････209
　意識の混濁と変容の具体例 ･････････････････210
　意識の混濁に伴う意識の変容 ･･･････････････211
　せん妄の発見 ･････････････････････････････212
　せん妄への対応 ･･･････････････････････････214
　患者・家族への支持と教育 ･････････････････217
　人格を尊重したコミュニケーションを ･･････････219
　せん妄スクリーニング・ツール ･･･････････････220
　せん妄スクリーニング・ツールの活用 ･････････222

おわりに　225

第 I 部
医療コミュニケーションのためのスキルトレーニング

セッション 1　医療コミュニケーションスキルの基本

■ ウォーミングアップ －自己紹介をしよう－

目標
① ロールプレイに慣れる。
② 相手の話をよく聴くことによって相手に対する理解を深める。
③ 相手の長所を見つける習慣をつける。

自己紹介をしてみましょう

1. お互いに質問をしながら，相手の良いところを3つ探してください。

2. 見つけた3つの良い点を相手に伝えてください。

3. 良い点を伝えられたときに感じたことや気持ちを相手に伝えてください。

　これから自己紹介をします。相手の話をよく聴き，また質問をしながら，お互いを理解していきましょう。同時にここでは，「この人の良いところって何だろう」と考えながら，良い点を3つ探してください。

　ペアになる相手は，日常的によく知っている者同士でもかまいません。むしろそうした相手に対しては，新たな視点からの注意深い観察が必要になるため，より高いスキルアップ効果が期待できるでしょう。

　さて，自己紹介はうまくできましたか。そして，相手の良いところを3つ探すことはできましたか。

では次に，お互いに見つけた相手の良い点を伝え合ってみましょう。そしてその後，今度は，良い点を伝えられたときに感じたことや気持ちについて話し合ってみましょう。

　どうでしたか。
　日頃の私たちは相手の悪い点に注目して，それに不満を感じたり訂正を求めたりすることをしばしば経験します。それに比べて，「あなた，こんなところがすてきね」と直接的に伝えられることは少ないように感じます。確かに欠点を修正することは大切です。しかし，それと同じくらいに，良い点を伸ばすことも重要です。
　相手の長所に気づくこと，そしてそれをきちんと相手に伝える習慣をつけましょう。これは，患者－医療スタッフ間においても，コミュニケーションを促進させる有用なスキルとなります。
　自分が患者になった場面を想像してみてください。あなたは決められたように服薬ができません。しかし，きちんと服薬しなければいけないことはわかっています。そして，担当の薬剤師から次のように言われました。
　A薬剤師「きちんと服薬しないとダメじゃないですか。病気がよくなりませんよ」
　B薬剤師「きちんと服薬しなければいけないことはわかっているのに，それができない理由があるのですね」
　さて，あなたはどちらの薬剤師に担当してほしいと感じますか。

患者さんの「声」に学ぶ

　今日みえた薬剤師さんはひどく緊張していました。よく聞いてみると，まだ研修生とのことでしたので，正確には薬剤師のタマゴということですね。

　孫以上に年の離れた"タマゴさん"を見ていたら，何とか緊張を和らげてあげたい気持ちになって，気づいたら私は一生懸命になって話していました。そして，"タマゴさん"がそんな私の話を聞きながら，かわいらしい目をキラキラと輝かせ，また，くるくると声を立てて笑っているのを見て，ホッとしたものです。

　それからしばらく話をしたあとに"タマゴさん"は，「ありがとうございました。私すごく緊張していて，どうしようかと思っていたんです。でも，お話をお聞きしてリラックスできました。患者さんに心のケアをしていただくなんて，医療側の者としては恥ずかしいことなのでしょうが，とにかく今日の私は助かりました。本当にありがとうございました」と言って，深々と頭を下げました。

　相手の誠意や思いやりに気づける人，そして，それへの感謝を伝えられる人は本当にすばらしいと感じました。私は，「早く一人前の薬剤師さんになって，たくさんの患者さんを助けてあげてね」と答えながら，心の中で，「あなたと出会えてよかったわ，こちらこそありがとう」とつぶやいていました。

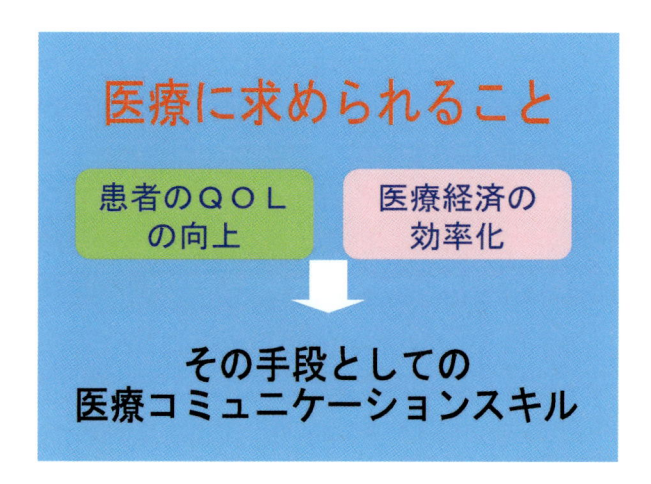

■医療コミュニケーションの目的

医療に求められること

- 患者のQOLの向上
- 医療経済の効率化

↓

その手段としての
医療コミュニケーションスキル

　今，医療には，患者のQOLの向上と医療経済の効率化という，2つの大きな課題の達成が求められています。この2つの課題は常に相補的関係にあり，決してどちらか一方だけが特化することはありえません。例えば，医療経済の状況を無視して患者さんのQOLだけを求め続けたなら，経営そのものが破綻してしまい，結果的には患者さんの生活の質を下げることになります。反対に，医療の効率化ばかりを目標にして患者さんへの配慮を欠いた病院経営を展開させたなら，患者さんからの信用を失い，やはり経済的効果を上げることはできないでしょう。ここでは，両者をバランス良く発展させていくことが必要になります。

　さて，医療コミュニケーションの目的とは何でしょうか。これについてはさまざまな考え方があると思いますが，少なくとも本書の中での「医療コミュニケーションの目的」は，医療が今達成しなければならないこと，つまり，「患者のQOLの向上」と「医療経済の効率化」の2つとします。

　では，医療コミュニケーションスキルとは何でしょうか。

　「患者のQOLの向上」と「医療経済の効率化」という2つの大きな目的を達成させるためには，何らかの戦術が必要になるのですが，医療コミュニケーションスキルはその1つの術であろうと考えます。つまり医療コミ

ュニケーションスキルとは，医療コミュニケーションの目的を達成するための手段であるということです。

　ですからここでの学習目標もまた，スキルを習得することではなく，習得したスキルを用いて，医療コミュニケーションの目的を達成させることにあります。

MEMO

■医療コミュニケーションの目的達成のための方法

**医療コミュニケーション
スキルトレーニングの目標**

良好な患者－医療者関係の樹立
患者さんからの必要十分な情報収集
患者さんへの適切な介入

3要素は連続的・相補的な関係

　「医療コミュニケーションスキルは医療コミュニケーションの目的を達成させるための手段である」というところまで理解できましたか。では，そのスキルは，どのような場面で用いられるのでしょうか。つまりここでは，医療コミュニケーションの目的を達成するための，より具体的な目標（方法）について考えることが必要になります。医療コミュニケーションの目標達成のためには，まず，「患者－医療スタッフとの間に良好な関係を結ぶこと」，そして，「患者さんからの情報を十分に収集すること」，さらに，それら情報に基づいた「適切な介入を行うこと」の3つがあげられます。これらの各目標には連続性があり，同時に，それぞれの目標は互いに補い合う関係にあります。

　例えば，良好な患者－医療スタッフ関係が樹立していたとしても，患者さんからの情報を十分に収集しようとする目標がなかったり，十分な説明や介入を行ったりしなければ，その関係は医療に反映されません。また，患者さんとの関係が敵対的なものであった場合には，仮に薬剤師が十分な情報収集をしたい，適切な介入をしたいと望んでも，うまくいかないだろうということは容易に推測されます。さらに，良好な関係に基づいて必要十分な情報が収集できたとしても，介入しなければ治療は促進されません。

いずれにしても，医療コミュニケーションの目標が十分に達成されることにはなりません。

　それでは，これら医療コミュニケーションの目標達成のためには，どのような種類のコミュニケーションスキルの習得が必要になるのでしょうか。以下の例から考えてみましょう。

　Aさんは部屋に入ってくるなり，机の上にカバンを「バンッ」と大きな音を立てて置きました。それを見たBさんは，「何を怒っているのかしら，本当に不快な人だわ」と感じました。Bさんは日頃からAさんが苦手でした。一方，Cさんは，「どうしたのかしら，よほど疲れているのかしら」と感じました。Cさんは日頃からAさんと親しい関係にありました。

　さて，同じAさんの行動を見たBさんとCさんですが，二人の間にある違いとは何でしょうか。

ラポールの形成とは

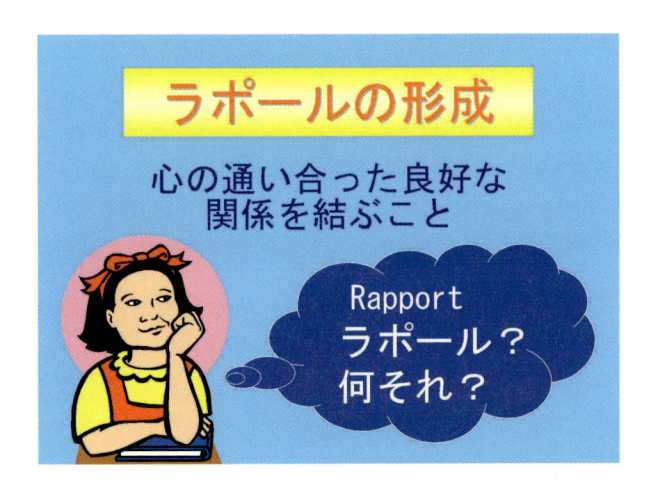

ラポールの形成
心の通い合った良好な関係を結ぶこと

Rapport
ラポール？
何それ？

　ラポール（rapport）という言葉があります。日常的に使われる言葉ではないので知らない方も多いでしょう。心理学の世界で「ラポールを形成する」といった場合には，「患者さんと医療スタッフとの間に心の通い合った良好な関係を結ぶこと」を指します。では，「良好な関係」とはどのような関係をいうのでしょうか。これはなかなか難しい問題です。そこでここでは，ラポールが形成されていなかった場合について考えてみましょう。

　薬剤師としてではなく，ひとりの患者として薬剤師と会話している場面を想像してみてください。もし，目の前の薬剤師に対して，「怖そうな人だな」「本当に相談にのってくれるのかしら」「私が言ったことを関係ない人にまであれこれと話してしまわないかしら」などといった否定的な感情を抱いたとしたら，あなたはその薬剤師に十分な情報提供をすることができますか。きっと，ポツリポツリとした話し方になって，聞かれたことだけに答え，できるなら早く会話を終わりにしたいと感じることでしょう。

　ラポールが形成されていない状況では会話は促進されませんから，薬剤師の側からすれば十分な情報収集の機会を逸することにもなります。当然，適切な介入目標を立てることができないため，治療効果を上げることもできません。場合によっては，情報不足が生命的な危険を引き起こすことに

なるかもしれません。「正直に何でも話さないのは患者さんが悪いのであって，それによって治療が進まなかったり危険が生じたりしたとしても，それは患者さんの責任よ」という考えは，医療コミュニケーションの目的に反します。

　医療を求める方はすべて，すでに傷ついています。だからこそ医療を求めるのであり，同時にそれによって不安を感じています。医療コミュニケーションでは，そうした患者さんに寄り添いながら，ともに「患者のQOL」の向上を求めていくことになります。

MEMO

■傾聴と共感について理解する

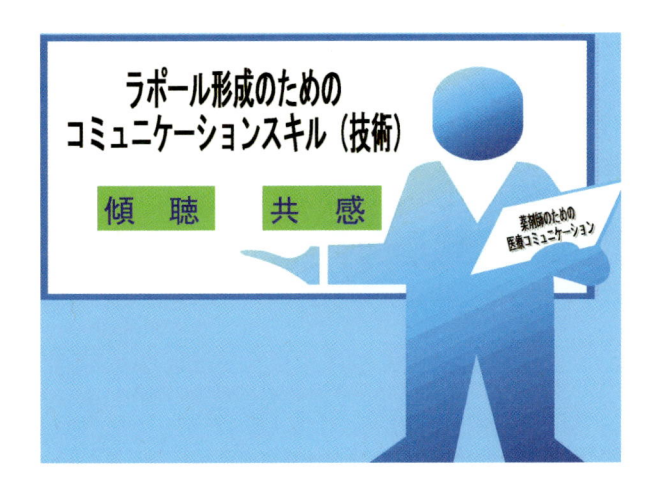

　患者さんとの間にラポールを形成しようとするときの基本となる重要なスキルに,「傾聴」と「共感」があります。これらは医療の世界ではすでに日常的な用語として使われていますから, 今さら特別なスキルだと感じる方は少ないかもしれません。しかし,「どうやって傾聴するの？」「どうやって共感するの？」と質問したときに, その具体的な方法を説明できる医療スタッフはほとんどいません。場合によっては, 間違って理解していたり, 自己流で偏った使い方をしていたりする場面に出会うこともあります。
　あなたはどうですか。

傾聴

質問：傾聴するってどうやって話を聴くこと？
答え：

質問：傾聴するときのポイントは？
答え：

共感

質問：共感するってどういうこと？
答え：

質問：共感するときのポイントは？
答え：

■傾聴のしかたについて学ぶ

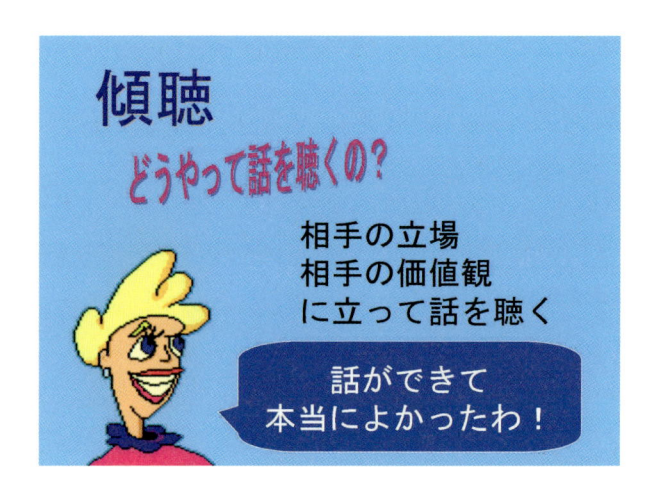

　さて，前ページの「傾聴するってどうやって話を聴くこと？」の問いに，どんな答えを書きましたか。

　傾聴とは「相手の立場，相手の価値観に立って話を聴くこと」をいいます。そして，ここで最も注意しなければならないのは，「傾聴」というスキルは，相手，つまり医療場面でいえば，話をした患者さんの側が医療スタッフに対して，「話ができて本当によかった」と感じられたときにはじめて，うまく使えたことになるということです。

　病棟に少し落ち込んだように見える患者さんがいると，さまざまなスタッフがその患者さんのメンタルケアを試みようとします。そして，ケアの方法として，「傾聴すること」が掲げられることは少なくありません。そして，それが実行されます。さて，その後はどうでしょうか。治療目標を立て実行したのですから，これは何らかの方法でその結果を評価しなければならないのですが，実際にはその評価はほとんど行われていません。傾聴するなどということはあいまいな方法すぎて，その評価が難しいことも確かです。だから多くの場合は，「自分は傾聴した」という自己満足の中で処理されてしまうようです。

　しかし，自己満足で終わってしまうのではやはり困ります。くり返しま

すが，医療コミュニケーションの目的はあくまでも「患者のQOLの向上」と「医療経済の効率化」にあるのですから，患者さんが満足しなければ，また治療的効果が上がらなければ，スキルを用いる意味がありません。

　さて，傾聴というスキルの効果を評価する方法として，患者さんの言動を具体的に列記することを提案します。それは単に，患者さんから伝えられた，「ありがとう」「気持ちが楽になりました」「思い切って話せてよかった」といった気持ちの変化に関する言葉を書きとめるだけのことです。しかし，スキルはそれを専門的技法として意識して使ったときにはじめて，その技術が磨かれ発展していくものだと考えると，自分の使ったスキルに対する相手の反応に注意をはらうことは，その後のスキルアップに欠かせない作業だといえるでしょう。

■患者さんの話を傾聴しよう

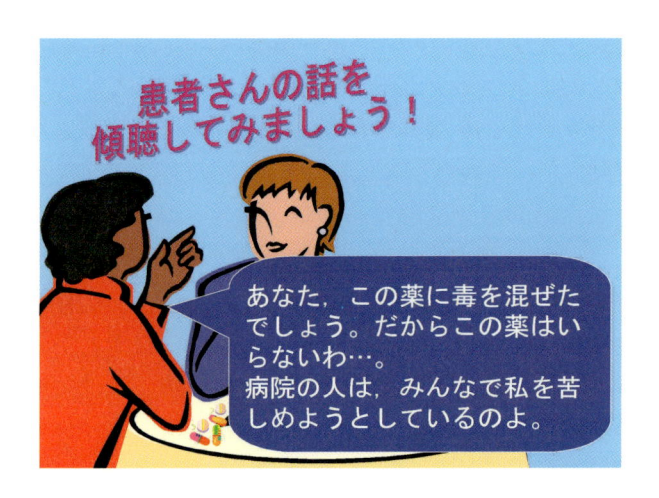

　さて，先の説明を読んで，「傾聴」というスキルが十分に理解できたと感じられた方は，今度は現実の場面を想定した練習をしてみましょう。

　それは，あなたが薬剤師として患者さんに薬を渡す場面です。患者さんから突然，「あなた，この薬に毒を混ぜたでしょう。だからこの薬はいらないわ。病院の人はみんなで私を苦しめようとしているのよ」と言われました。

　ではまず，この患者さんの話を傾聴してみましょう。「傾聴」とは，「相手の立場，相手の価値観に立って話を聴くこと」でした。そのことを意識しながら傾聴してください。

　傾聴できましたか？

質問：傾聴しながら，患者さんの話をどう理解しましたか。
答え：

患者さんに言葉をかけよう

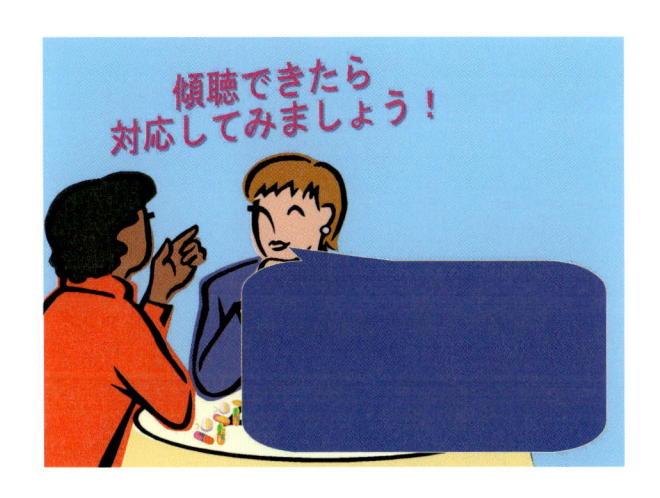

　患者さんの話を傾聴し，そして理解したことを書き出すところまで進みました。では今度は，患者さんへの言葉かけについて考えてみましょう。ここでは，患者さんが「話せてよかった」と感じられるような言葉をかけることになります。
　これらをロールプレイによって，実際にやりとりをしてみましょう。
　1人は患者役，もう1人は薬剤師役です。では，始めてください。

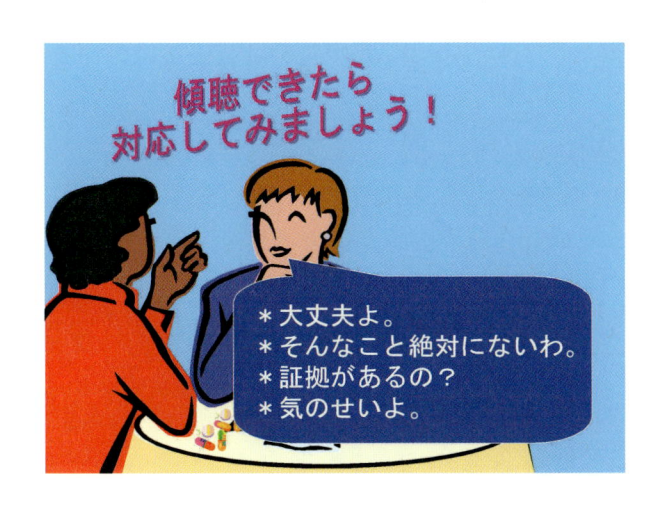

■患者さんの立場に立っているか考えよう

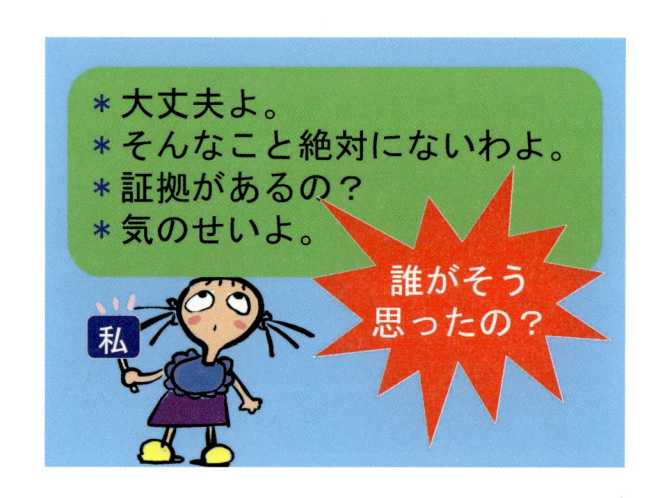

> * 大丈夫よ。
> * そんなこと絶対にないわよ。
> * 証拠があるの？
> * 気のせいよ。
>
> 誰がそう思ったの？
>
> 私

　上のスライドには，一般的によく使われる返事を示しましたが，あなたはどのような受け答えをしましたか。

　多くの方は，「大丈夫」とか「そんなことない」といった言葉で，患者さんを励まそうとしたり，医療不信を払拭させようとしたり，あるいは証拠を求めて嘘をあばこうとしたりするようです。さらに親切な方は，「調剤の過程を見てみますか」「それなら私が飲んでみます」などといった危険な提案をすることもあるようです。しかし，ここで再度考えてみてください。大丈夫と感じたのは「誰」か，そんなこと絶対にないと思っているのは「誰」か。さらに，「証拠があるの？」と疑い，「気のせいよ」ときっぱりと否定できるのは「誰」か。さあ，どうですか。

　そう，いずれの場合でも，その「誰」かは「私」なのです。つまり，これらの返答はすべて，「私」の考えを患者さんに伝えているにすぎないのです。

　では，スキルトレーニングを少し前に戻してみましょう。先に，患者さんの話を傾聴して理解できたことを書き出してみました (p.16)。そこにはどんなことが書いてありますか。

質問：傾聴しながら，患者さんの話をどう理解しましたか？

答え：この患者さんは薬を飲んで病気をよくしたいと思っているんだな。だから，わざわざ「毒が入っていて困る」と言ってきたんだな。医療スタッフに意地悪をされているように感じられてつらいんだな。

　もし，このような理解をしていたなら，あなたは患者さんの話を「傾聴」できていたことになります。
　では，そこで理解したことをそのまま患者さんに返してみましょう。

■傾聴し理解したことを患者さんに伝えよう

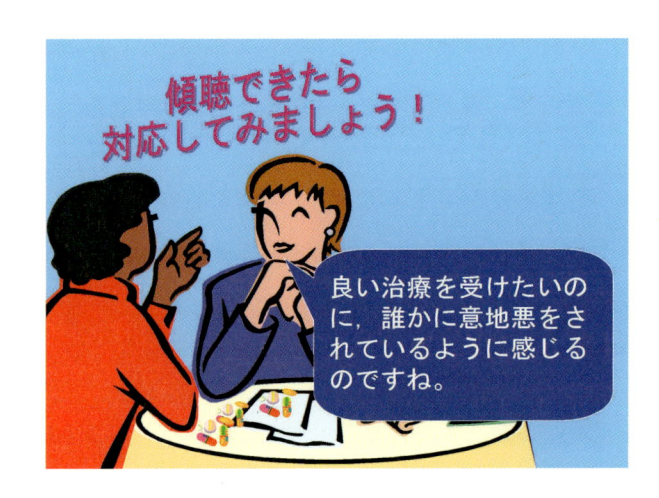

「大丈夫ですよ」と言われた患者さんはきっと,「全然話を聴いてくれていないじゃないか」「話さなければよかった」と感じるでしょう。しかし,あなたが傾聴し理解したことをそのまま伝えられた患者さんはきっと,「そうなんです。話せてよかった」と感じることでしょう。

ところで,最初は傾聴できていたのに,患者さんに返答しようとしたところで,「私の立場,私の価値観」に立ってしまったのはなぜでしょう。その原因について考えてみましょう。

> **NOTE**
>
> ### 実際に声に出してロールプレイしてみる
>
> 　コミュニケーションスキルは，それについての知識を得ただけでは，実践的な技術として使うことはできません。つまり，いくら頭で理解しても，身体は動かないということです。一方，実際の現場での経験が少なくても，疑似体験によるトレーニングはその効果を発揮します。
>
> 　患者さんとのコミュニケーションスキルトレーニングを行おうとするならば，薬剤師役・患者役などになって，必ずロールプレイをしましょう。仮にひとりであっても，それぞれの役になって，実際に声を出し，表情をつけて表現することが大切です。こうした実際的な練習なくして，コミュニケーションスキルは身につかない，磨かれないといっても過言ではありません。
>
> 　患者さんとのやりとりが頭の中でイメージできても，実際に声に出してみると，トーンやスピードに迷ったり，ふだん気にならない接続詞が不自然に感じられたり，さらには手足の位置や視線など，まさにすべての動きに関心が向くものです。そして，このように「意識」することによる緊張感がスキルを高めていくのです。

■なぜ自分の立場に立ってしまったのか考えよう

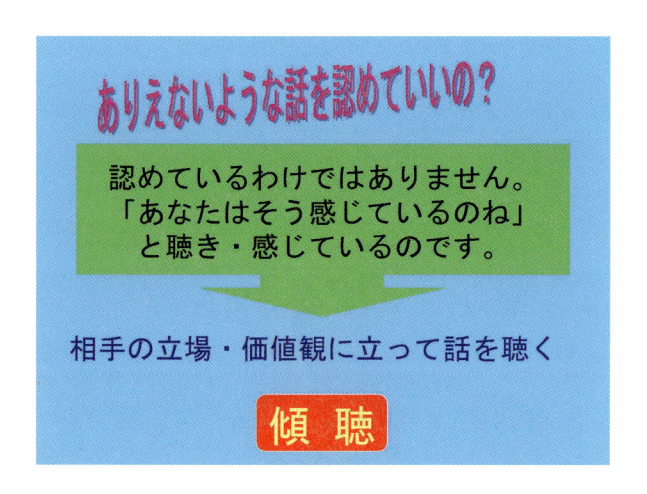

> **ありえないような話を認めていいの？**
>
> 認めているわけではありません。
> 「あなたはそう感じているのね」
> と聴き・感じているのです。
>
> ↓
>
> 相手の立場・価値観に立って話を聴く
>
> **傾 聴**

　原因のひとつとして考えられるのは，患者さんを励ましたいという気持ちが強くなり，それによって，「傾聴」した内容が「大丈夫」「安心して」といったメッセージに変化してしまったということです。

　さらに考えられる原因としては，「ありえないような話を認めてしまっていいのだろうか」といった不安の存在です。いいかえれば，真実とは認めがたい内容をきっぱりと否定することで，患者さんの誤った考えを訂正させなければと考えたということです。あるいは，自分の言葉が患者さんの妄想的な考えを助長させてしまうのではないかといった不安が起こったのかもしれません。しかしここで，「大丈夫」と根拠のない励ましをしたところで，また「そんなことはない」と否定したところで，患者さんの不安が緩和されるわけではなく，むしろ患者さんは，「この人もわかってくれない」と感じ，それ以上何も話さなくなってしまうでしょう。

　傾聴し，理解した内容を伝えることは，ありえない話を認めることにはなりません。ここでは，「あなたはそう感じているのね」と伝えることになるのですが，この話の聴き方こそが，傾聴するときのポイントなのです。

質問：傾聴するってどうやって話を聴くこと？

答え：相手の立場，相手の価値観に立って話を聴くこと。話し手が「話せてよかった」と感じられるような聴き方をすること。

質問：傾聴するときのポイントは？

答え：相手の話を，「あなたはそう感じているのね」というように理解すること。

■共感のしかたを学ぶ

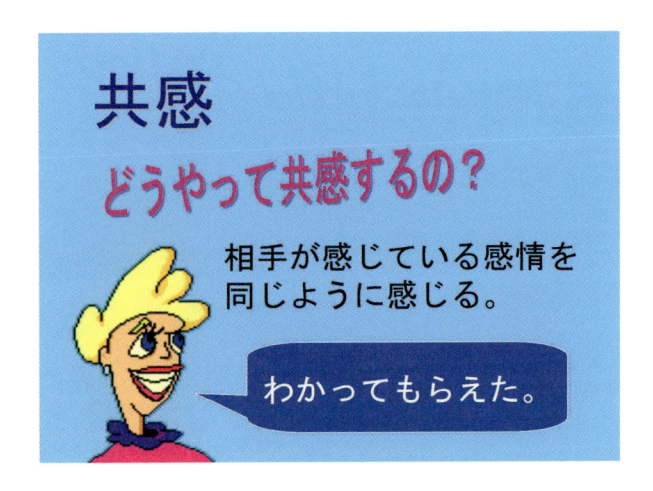

共感
どうやって共感するの？
相手が感じている感情を同じように感じる。
わかってもらえた。

　「共感」もまた，患者さんのメンタルサポートを行おうとする場面では必ず出てくる言葉であり，重要なコミュニケーションスキルのひとつです。
　「共感」とは，「相手が感じている感情を相手と同じように感じること」をいいます。ここでのポイントは，「相手の感情を感じること」です。そしてこのスキルも傾聴と同様に，うまく使えたかどうかは患者さんによって評価されることになります。例えば，患者さんから「私（の気持ち）をわかってもらえた」と言われたり，表情や態度からそうしたようすが観察されたりしたときに，「共感というスキルを使ってメンタルサポートができた」と評価されるのです。

> **NOTE**
>
> ### これは共感？
>
> 　その日，Aさんは失恋をしてしまいました。大好きだった彼と別れたあと，泣きながら歩いていると，ポツポツと雨が降ってきました。そして雨にぬれながら，「私はなんて不幸なんだろう」と感じ，ますます悲しくなってきました。そこに痩せこけた子猫がやってきて，ミャーミャーと鳴きながらAさんの前を横切りました。Aさんは「ネコちゃんも何か嫌なことがあってつらいのね」と話しかけました。
>
> 　さて，「つらいのね」と語りかけたAさんは，ネコに共感したことになるのでしょうか。
>
> 　つらいと感じたのはAさんであり，Aさんは猫に自分の感情を映し出していたにすぎません。ですから，これは「共感」ではありません。心理学ではこうした状況を「感情移入」と呼ぶことがあります。子猫は「お腹がすいたな」と思って，あるいはまったく意味もなく鳴いたのかもしれません。
>
> 　猫に感情移入したとしても，そのあと大きな問題に発展することはないでしょう。しかし，臨床場面で，患者さんに共感しているつもりが実は自分の感情であった場合には，感情のすれ違いが起こることもありますので，十分に注意したいところです。

患者さんが感じていることを理解しよう

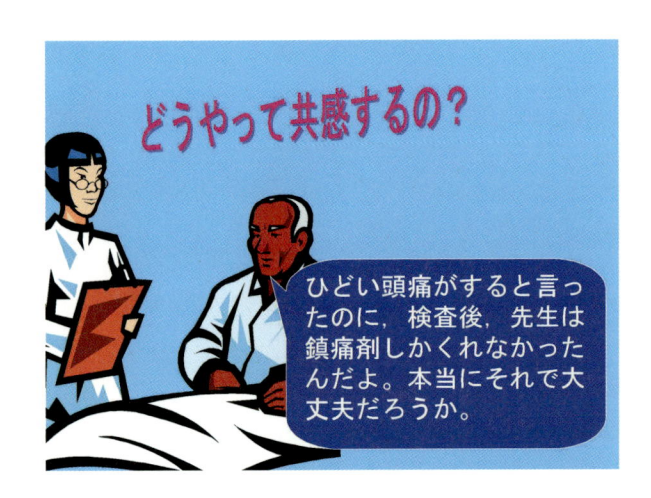

　「共感」は,「相手が感じている感情を相手と同じように感じる」スキルであると理解できたところで,実際の場面を想定した練習をしてみましょう。
　では,まず次のスキルトレーニングから始めましょう。
　入院中の患者さんのところへ服薬状況を尋ねにいったところ,逆に患者さんから,「ひどい頭痛がすると言ったのに,検査後,先生は鎮痛剤しかくれなかったんだよ。本当にそれで大丈夫だろうか」と言われました。さて,あなたはどうしますか。
　ここではまず,患者さんが感じている感情が何かということについて理解してみましょう。そして理解できたことを,書き出してみてください。

質問：患者さんが感じているのは,どんな感情？

答え：

■共感したことを患者さんに伝えよう

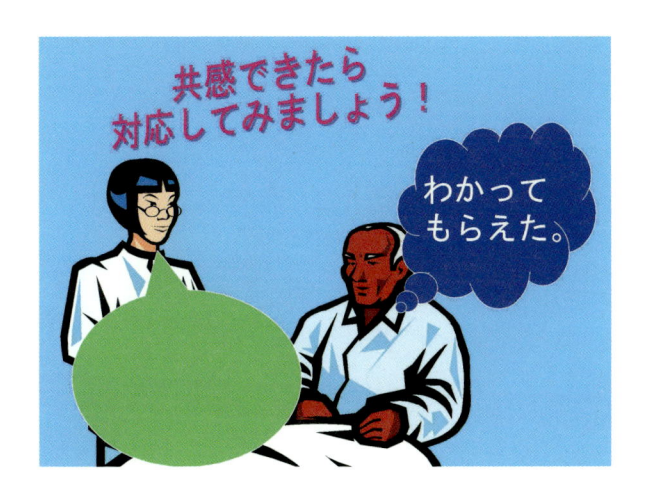

　患者さんの状況に共感できましたか。
　では次に，あなたが共感したことを相手に伝えてみましょう。実際に声に出して，動作や表情などにも注意しながらロールプレイをしてみましょう。目標は，患者さんが「わかってもらえた」と感じられるような返答をすることです。

■共感を伝えるまでのプロセスを考えてみよう

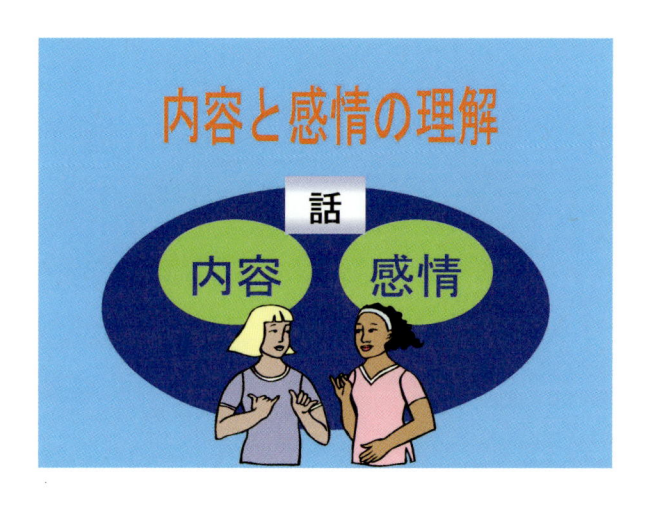

　さて，ここでは，共感を伝えるまでのプロセスについて具体的に考えてみましょう。

　人の話の中には，「内容」と「感情」の2つがあります。共感をしようとする場面ではまず，この2つを分析的に理解することが必要になります。

内容の理解

この患者さんは頭痛がするんだな。
きっと検査では問題がなかったのだろう。
医師が十分に説明していないのだろう。
検査結果を理解できなかったのだろう。

感情の理解

患者さんは今とても心配なんだろうな。
原因が理解できず不安なんだろうな。

　先の例で考えるならば，内容としては，「この患者さんは頭痛がするんだな」「きっと検査では問題がなかったのだろう」「医師が十分に説明していないのだろう」「検査結果を理解できなかったのだろう」などがあげられます。感情に関してはどうでしょうか。これは，「今とても心配なんだろうな」「原因が理解できず不安なんだろうな」などと理解されるでしょう。

　ところで，医療の多くの場面では，話の中にある内容の理解が優先されます。なぜなら，患者さんが訴える症状（内容）についての理解がなければ，診断できないからです。医療スタッフにとって，内容理解の方法は日々トレーニングされているため，比較的容易な作業といえます。そしてこのとき，内容とは関係のない感情部分は切り捨てられることになります。内容を客観的に評価するためという理由からのようですが，患者さんからさらに十分な情報を収集しよう，適切な介入をしようと考えるのであれば，やはり，内容理解と感情理解の両方を行うことが必要になります。

■ 理解できた感情を患者さんに伝えよう

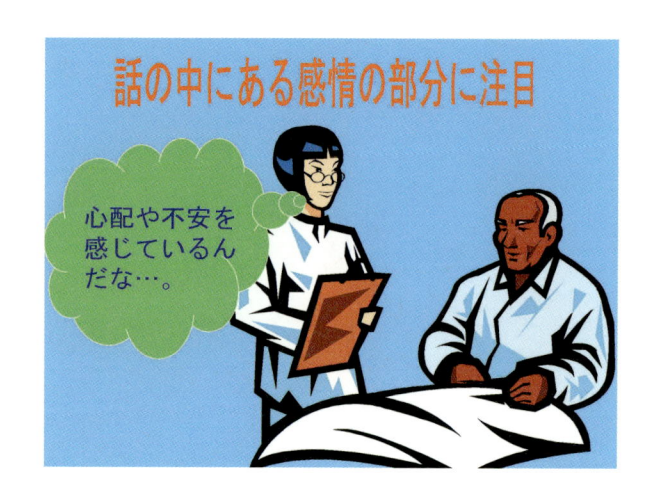

話の中にある感情の部分に注目

心配や不安を感じているんだな…。

　患者さんの話の中にある感情の部分に注目すると，不安や心配という感情があることが理解できます。
　では，理解できた感情をそのまま患者さんに伝えてみましょう。

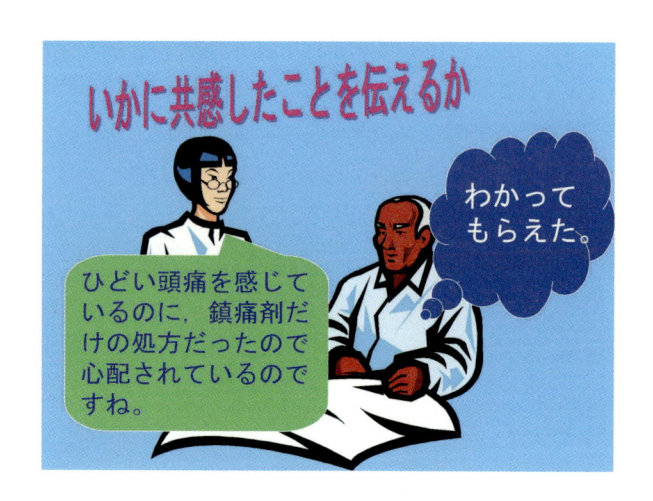

いかに共感したことを伝えるか

ひどい頭痛を感じているのに，鎮痛剤だけの処方だったので心配されているのですね。

わかってもらえた。

■十分に傾聴しなければ共感できない

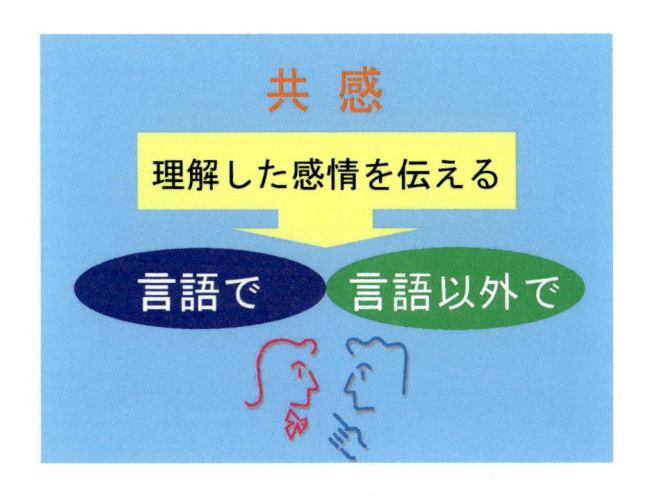

共　感

理解した感情を伝える

言語で　　言語以外で

　傾聴と共感は，ただ「傾聴した」「共感した」だけでは相手に伝わりません。実際，傾聴のスキルトレーニングの中では傾聴できていても，患者さんに対応しようとした段階でうまく伝えられなかった人は少なくないでしょう。共感についても同様で，患者さんのつらさに共感できたとしても，聴き手の心の中の出来事は患者さんには伝わりません。つまり，傾聴や共感は，相手に伝えてはじめて，コミュニケーションスキルとしての効力を発揮することになるのです。ここでは「共感を伝えるスキル」について説明しましたが，当然これらは，傾聴していることを相手に伝えるスキルでもあります。そもそも，傾聴と共感は独立したスキルではありません。十分に傾聴しなければ，相手の感情を正確に理解することはできないのですから，先に傾聴があって，そのあとに共感的理解があると考えるべきでしょう。
　さて，傾聴や共感を伝える方法には，大きく分けて2つの方法があります。1つは言葉によって伝える方法で，もう1つは言葉を用いない方法です。前者は言語的技術（verbal communication），後者は非言語的技術（nonverbal communication）といわれます。

> **NOTE**
>
> ### 共感・同感・同情の違いって？
>
> 　共感と似た言葉に,「同感」「同情」という言葉がありますが,それぞれどう違うのでしょうか。
> 　まず,「同感」というのは同じように感じることですが,ここでは「私の価値観と同じである」と感じることであり,この点が,相手の価値観を感ずる「共感」との違いになります。
> 　では,「同情」との違いは何でしょうか。「同情」も相手の感情を理解するという点では同じですが,「情け」という文字は「哀れみ」という印象を含むため,仮に「かわいそうだな」といった視線が上から下へ向かうものであったなら,対等であるべき「共感」とは異なることになります。

セッション2 傾聴と共感を伝える言語的技術

■ ウォーミングアップ －キャッチボールをしよう－

> **目標**
> ① ロールプレイに慣れる。
> ② 相手の動作を観察するコツをつかむ。
> ③ 相手との呼吸を合わせるコツをつかむ。

ロールプレイの目標
1 動作を同調させることを通して「相手の心を受け止める」感覚をつかむこと。
2 ロールプレイへの抵抗感を緩和させること。

ロールプレイの方法
1 2人組（3人組）を作りましょう。
2 キャッチボールをしましょう。
　＊想像上のボールを使います。

プレイ中の注意
1 投げるタイミングと受け取るタイミングの一致。
2 投げる強さと受け取る動作の一致。

　これからキャッチボールを始めます。しかし，実際のボールは使いません。心の中に1つのボールを想像してみてください。あなたのイメージしたボールは，相手のそれとは違っているかもしれません。しかし，打ち合わせはしません。

　ロールプレイをするのがはじめての人は，役割を演じることに抵抗を感じるかもしれませんが，少しずつ慣れていきましょう。ここでは，お互いがお互いをサポートしながらロールプレイを進めていきましょう。

　上手にキャッチボールができていますか。相手の投げ方からボールの重

さや大きさなどをイメージしてください。ボールを投げるタイミングと受け取るタイミングは合っていますか。ボールの種類や大きさによっても届く時間は違ってきます。飛び方もまた，さまざまです。投げる強さと受け取る動作は一致していますか。力強く投げられた場合，あるいは軽くトスされた場合では，キャッチのしかたも異なります。

　そして何よりも大切なことは，「遊び」を演じているのですから楽しむことです。実際のボール遊びをしているときのように，楽しくその役割を演じましょう。

MEMO

■いかに傾聴・共感を伝えるか―言語的技術―

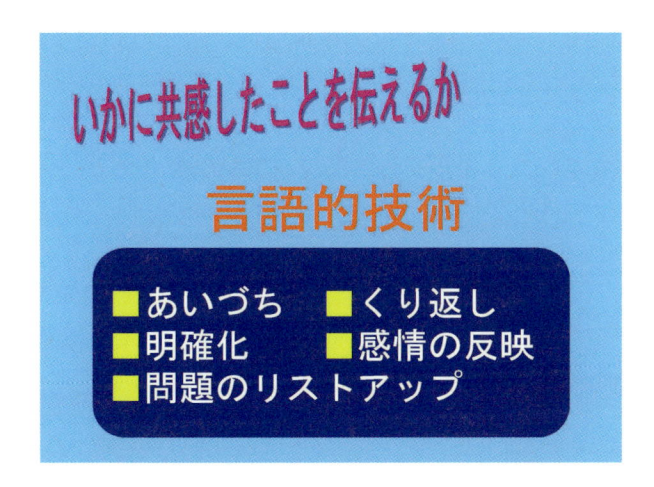

```
いかに共感したことを伝えるか
     言語的技術
  ■あいづち   ■くり返し
  ■明確化    ■感情の反映
  ■問題のリストアップ
```

　セッション1では，傾聴と共感のスキルについて学びました。そして，傾聴し共感したことは，それが相手に伝わってはじめて，コミュニケーションスキルとしてその効果を発揮すること，さらに，それを伝えるための方法には，言語的技術と非言語的技術があるというところまでが理解できたと思います。そこでセッション2では，傾聴と共感を伝える言語的技術について，具体的に学習していくことにします。

　言語的技術としてよく使われるものに，あいづち，くり返し，明確化，感情の反映，問題のリストアップなどがあります。

　p.29で例示した患者さんへの対応は，共感を言語的に伝える方法の一例です。この「ひどい頭痛を感じているのに，鎮痛剤だけの処方だったので，心配されているのですね」といった短い文章の中にも，言語的技術のいくつかが使われています。

　こうしたスキルは，単独で使う場合も，いくつかを組み合わせて使う場合もあるのですが，いずれであってもスキルだけを丸暗記して使うことはまったく意味のないことです。時に，スキルの習得に一生懸命になるあまり，何のためにスキルを使うのかということを忘れてしまうことがあるようです。ここでは傾聴や共感を伝えるためのスキルを身につけようとして

いるのですから，当然それ以前に，「傾聴した」「共感した」という過程を経ることが必要となります。とくに共感したことを伝える場合には，そこに「心」が伴わなければ，どんなスキルを用いようとも相手の心に届くことはありません。いえ，場合によっては，「心にもないことを言われた」ということになって，かえって相手を深く傷つけることもあります。ここでは基本を忘れずに，スキルアップトレーニングを進めていきましょう。

MEMO

■言語的技術－あいづち－

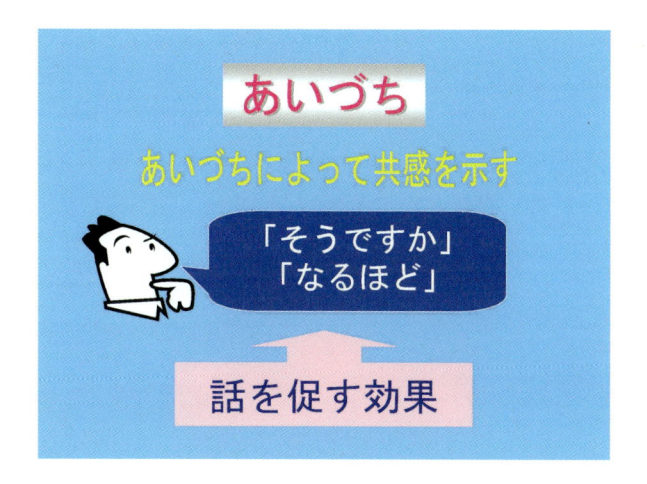

あいづち

あいづちによって共感を示す

「そうですか」
「なるほど」

話を促す効果

　言語的技術のひとつに「あいづち」があります。これは，私たちがふだん何げなく使っている「そうですか」「なるほど」といった，会話の合間にかける言葉のことです。患者さんはこのあいづちを受けて，「私の話は聴いてもらえている」「私の気持ちは共感されている」と感じるのと同時に，「私の話は的はずれな内容ではないんだ」と安心することも多いようです。

　医療スタッフとの会話に，「何か変なことを言ってしまったり，聞いてしまったりしたらどうしよう」と感じる患者さんは少なくありません。時に，「こんなこと聞いてもいいですか」「間違っているかもしれませんが」などと前置きをしてから話す方がいますが，ここには，「専門家に対してこんな質問をしたら笑われてしまうかもしれない」といった不安が隠れているのです。

　さらに，あいづちというスキルを，例えば患者さんの会話が途切れたときなどに，「そうだったのですね」というように使うと，会話を促す効果にもなります。ここでの「そう」は，何か特定の内容ではなく，これまでの話全体を指すことになるため，話し手は，「ここまでの話はわかってもらえた」と感じ，「では別のことも話してみようか」という気持ちになる

ようです。
　日常会話の中で，あいづちを意識して使うことはないでしょう。しかし，医療コミュニケーションスキルとして使う場合には，やはり専門的技術であることを意識しなければなりません。つまり，あいづちのもつ効果を理解して使うということです。こうしたスキルを専門的技術として意識して使うことは重要です。なぜならば，意識しなければ，効果の評価もさらに反省もできないため，技術として発展していかないからです。

MEMO

■言語的技術 －くり返し－

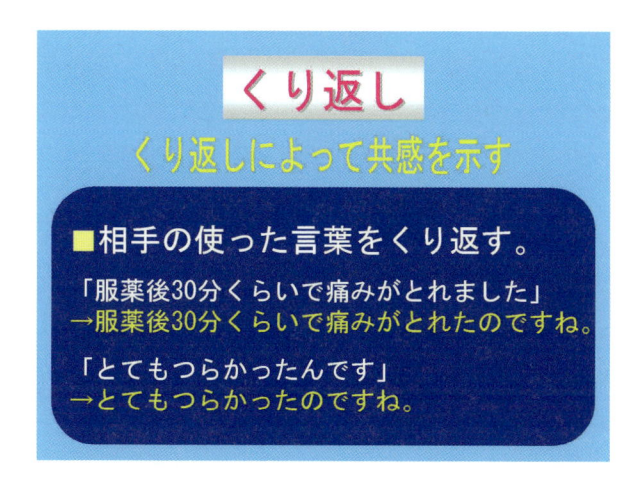

> **くり返し**
> くり返しによって共感を示す
>
> ■相手の使った言葉をくり返す。
>
> 「服薬後30分くらいで痛みがとれました」
> →服薬後30分くらいで痛みがとれたのですね。
>
> 「とてもつらかったんです」
> →とてもつらかったのですね。

　傾聴や共感を伝えるスキルに，患者さんの話をくり返す方法があります。具体的には，患者さんから「服薬後30分くらいで痛みがとれました」と伝えられたときに，「服薬後30分くらいで痛みがとれたのですね」とくり返したり，「とてもつらかったんです」と言われた場面で，「とてもつらかったのですね」と伝えたりすることになります。

　とくに，共感を伝えるスキルとしてこのくり返しを使う場合には，当然のことながら，このあとで説明する「非言語的技術」を同時に用いなければなりません。平板なトーンや受け流すようなスピードで「とてもつらかったのですね」とくり返したところで，やはりそれは患者さんの「感情」を正確に表現していることにならないため，共感を伝えるスキルとはいえないからです。

> **患者さんの「声」に学ぶ**
>
> 　6歳の息子が急性胃腸炎で入院になりました。入院後はいろいろな職種の方が息子の状態をたずねにきました。「すっごくお腹が痛かった」と説明する息子の話を聴きながら，どなたも「大変だったね。でももう大丈夫だよ」と慰めてくれ，それはそれでありがたいと感じました。
>
> 　すでに息子の腹痛は治まっていたのですが，夜になると「また痛くなったらどうしよう」と言い，実際に「痛い」と訴えることもありました。もちろん，病気は順調に回復していると説明されていました。
>
> 　そんなある日の夕方，ひとりの薬剤師さんが来て，ほかの方と同じように息子の話を聴いてくれました。違っていたのは，妙に二人の会話が盛り上がっていたことでした。息子が「ぼくさ，この間，すっごくお腹が痛くなったんだよ」と訴えると，その薬剤師さんは，「すっごくお腹が痛かったんだ。じゃあ，じっとしていられなかったでしょう」と言い，それに対して息子がまた，「そうそう，体がこんなふうになっちゃったんだ」と身振り手振りで説明していたのです。つらかった状況を一生懸命に話している息子は，まるで心の中に詰まったものを吐き出しているようにも見えました。
>
> 　そして，なぜかその日の夜から，息子が不安や痛みを訴えることはなくなりました。

■言語的技術 －明確化－

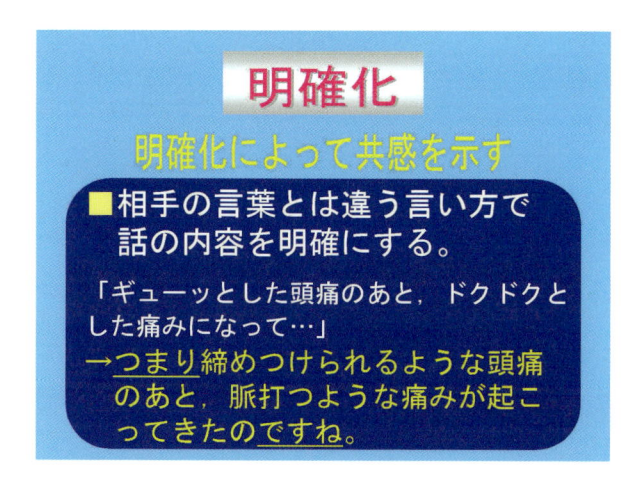

> **明確化**
> 明確化によって共感を示す
> ■相手の言葉とは違う言い方で話の内容を明確にする。
> 「ギューッとした頭痛のあと，ドクドクとした痛みになって…」
> →つまり締めつけられるような頭痛のあと，脈打つような痛みが起こってきたのですね。

「明確化」は，患者さんの話をまとめて返す技法です。そしてここでは，患者さんの言葉とは違う言い方で，その話の内容をより明確にして返すことになります。

誰もが上手に話や説明ができるわけではありません。とくに一度にたくさんのことを話そうとあせっていたり，感情が高ぶっていたりする状況では，順序立ててうまく話すことができなくても当然です。また，病気や症状の説明は，日常的な会話と比べるとかなり特殊であるため，的確な言葉が見つけられないこともあるでしょう。そんなときに，患者さんの話を明確にして返すことで，患者さんは「あっ！ そうそう，そのことを伝えたかったのよ。私の話をよく聴いて（理解して）くれているんだ」「本当に私の気持ちをわかってくれているんだ」などと感じ，安心するようです。

あいまいな内容を明確にすることは，時にかなり苦労することがあります。そんなときには，聴き手のほうも「患者さんの話の内容や感情を正確に理解できていなかったらどうしよう」と不安を感じるものです。しかし，最初から正確に理解できなくてもいいのです。「あなたの伝えたい（感じている）ことは，…ですね」と伝え，それが実際の患者さんのものと違っていた場合には，患者さんが「この部分が違う」と訂正してくれます。さ

らにわかってもらうための説明が加えられたりして，コミュニケーションの中で本来の状況が明確になっていくものです。そして，こうしたやりとりもまた，患者さんの「この人は，私を一生懸命に理解しようとしてくれている」といった安心感や信頼感につながっていくのです。

MEMO

■言語的技術－感情の反映－

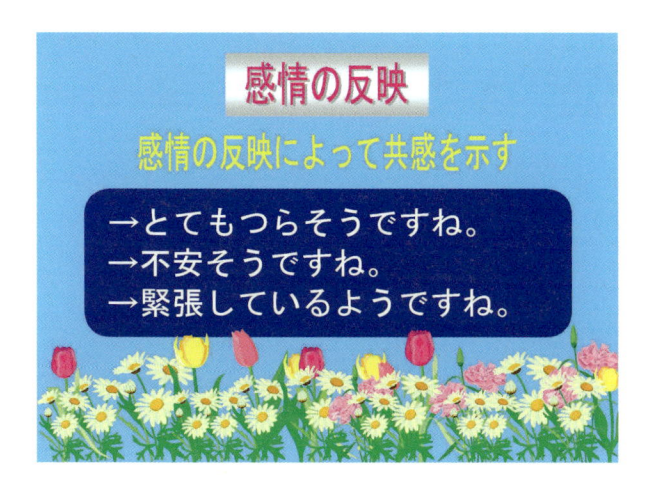

感情の反映
感情の反映によって共感を示す
→とてもつらそうですね。
→不安そうですね。
→緊張しているようですね。

　「反映」というコミュニケーションスキルは，主に共感を伝えるためのスキルとして使われます。ここでは，患者さんの感情を言葉で表現して伝えることになります。
　苦痛や不安を感じている患者さんがそうした感情を，表情や姿勢，あるいは声の調子などによって伝えてくることがあります。これは患者さん側の非言語的メッセージであり，そうした患者さんからのメッセージを受けて理解できた感情を，例えば，「とてもつらそうですね」「不安そうですね」「緊張しているようですね」というように，言葉で表現する技法が「感情の反映」というスキルです。つまりここでは，「私はあなたの言葉にならない話をきちんと聴きましたよ」と伝えることになるのです。
　この感情の反映にはさらに，患者さんの心の中につまった感情を洗い流すという効果もあります。この「洗い流す＝浄化」の効果は「カタルシス」ともいわれ，メンタルケアの重要なスキルでもあります。p.40で，急性胃腸炎になった少年の例を紹介しましたが，あの場面で薬剤師が行っていたのが，まさにこのカタルシスによる援助だったのです。
　患者さんの感情に気づける医療スタッフは少なくないのですが，それを言葉にして伝えることはあまりしないようです。しかし，感情の反映がコ

ミュニケーションスキルであり，さらにメンタルケアの技法であると認識できたなら，また違ってくるのではないでしょうか。

　ここでその重要性に気づくことができた方から，積極的にこのスキルを用いて，患者さんのメンタルサポートをしてください。

MEMO

■言語的技術－問題のリストアップ－

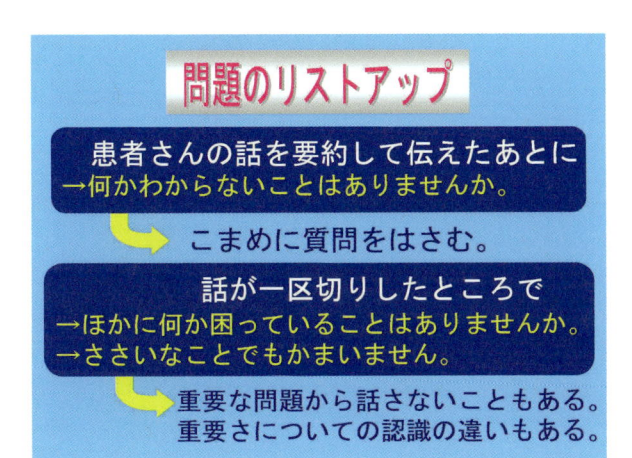

問題のリストアップ

患者さんの話を要約して伝えたあとに
→何かわからないことはありませんか。

↪ こまめに質問をはさむ。

話が一区切りしたところで
→ほかに何か困っていることはありませんか。
→ささいなことでもかまいません。

↪ 重要な問題から話さないこともある。
　重要さについての認識の違いもある。

　「問題のリストアップ」というコミュニケーションスキルは，主に，傾聴のスキルとして使用します。ここでは，患者さんの理解度の確認や，さらに多くの情報を得るための質問をしていきます。
　さて，患者さんの状況を正確に把握し，適切な治療計画を立てることは，まさに患者さんのQOLを上げ，同時に医療経済効果を高めることになります。しかし，患者さんの状況を正確に把握するためには，患者さんの理解度を確認したり，さまざまな角度から幅広く情報収集したりすることが必要になります。そこで，この「問題のリストアップ」というスキルが必要になるのです。
　ここでのポイントは，こまめに質問をはさむことです。患者さんにとって，スタッフの話を途中で切って質問をすることはとても勇気がいることです。それで，あとで質問しようとするのですが，そのときにはすでに忘れてしまっていることが少なくありません。
　また，「ほかにも何か…」「些細なことでもかまいません」というように話を促すことも重要です。誰もがみな，重要な問題から話すとは限りません。重要で深刻な問題ゆえに切り出しにくくなることもあります。さらに，患者さんにとって些細と感じられていることが，実は医療スタッフにとっ

てはとても重要であったりすることもあります。

　ここでは，患者さんの緊張感や，「こんな話をしていいのかな」というような抵抗感を緩和させるような問いかけをしながら，問題のリストアップをしていくことが目標になります。

患者さんの「声」に学ぶ

▶食間って？

患者A：さっき薬剤師さんから，「この薬は『食間』に飲むように」って言われたんだけど，あなたにもそんな飲み方をする薬ある？

患者B：あるある。でも，「食間」っていう飲み方は難しいわよね。

患者A：そうなのよ。それで私も困っちゃって…。あなたは，食事を始めてどのくらいのときに飲んでいるの？

患者B：そのときによっても違うんだけど，一応，みそ汁とご飯を一口食べたあとが多いかな。

患者A：なるほどね。お腹に何か入っていれば胃を荒らすこともないわけだし，それに食事と一緒に吸収されて効き目がいいかもしれないわね。

患者B：私もそう思っているのよ。

▶一日の量？

患者A：キャーッ，どうしましょう。薬剤師さんから「このお薬は必ず一日3回飲んでください」って言われていたのに，お昼に飲むのを忘れてしまったわ。

患者B：なら，夕食後に一緒に飲んだらいいじゃない。

患者A：それでいいの？

患者B：だって，「必ず飲むように」って言われたんでしょう？

患者A：そうよね。薬の量が少なくて効果がなかったら困るものね。

患者B：私はいつもそうしているわよ。

† † †

「食間」と言われて，すぐに「朝食と昼食の間」「昼食と夕食の間」と考えられるのは，医療スタッフだからだと認識したほうがいいかもしれません。

「食間＝食事のさいちゅう」と理解している患者さんが少なからずいることは事実です。「食間」という言葉は一見日常語のような響きがあるため，むしろ，その場は理解したような気分になったり，あるいは質問することがためらわれたりするようです。

　また，患者さんが自己流の判断で問題解決をすることも少なくありません。薬剤師の側は，定量を一日3回に分けて服薬することを強調したつもりでも，患者さんのほうでは，何が何でも一日量を服薬しなければいけないと理解しているかもしれません。

　医療スタッフの常識がイコール患者さんの常識であると考えるのは危険です。とくに薬の専門家である薬剤師の薬に対する認識のしかたは，すでに一般的ではないのだと自覚しながら服薬援助をしていくことが必要です。

■質問の種類

> **質問の種類**
>
> 【開かれた質問】
> (open-ended question)
> 【閉ざされた質問】
> (closed-ended question)
> 【焦点を当てる質問】
> (focused question)

　先に説明した「問題のリストアップ」(p.45～47) の中では，患者さんへの質問を行うことになるのですが，質問にはいくつかの方法があります。そこでここでは，質問の種類について説明します。
　質問の種類には大きく分けて，
　① 開かれた質問
　② 閉ざされた質問
　③ 焦点を当てる質問
の3つがあります。

■ 開かれた質問

> **開かれた質問**
>
> 相手が自由に答えられる質問
> 「どうしましたか」
> 「どんな具合ですか」
>
> ＊自由に話ができた満足感
> ＊話が冗長になる可能性

　まず，「開かれた質問」ですが，これは，「どうしましたか」「どんな具合ですか」というように，相手が自由に答えられるような質問形式をいいます。こうした質問を受けた患者さんは，自分がいちばん重要だと感じていることを真っ先に話すことができるため，自由に話ができたことへの満足感が高くなります。しかし一方で，話がまとまらなく，冗長になってしまうことがあります。

　とくに不安が強い患者さんの中には，話すことによって，「訳のわからないことを言ってしまった」「話しすぎて迷惑をかけてしまった」と感じ，いっそう不安が高じたり，落ち込んだりしてしまう方もいますので，必ずしも自由に話ができることが最良であるとは限りません。

■閉ざされた質問

> **閉ざされた質問**
>
> 「はい/いいえ」で回答可能な質問
> 「…ですか，それとも…ですか」
> 選択肢的質問(multiple-choice question)
>
> ＊確実な情報収集が可能
> ＊自由に話ができた満足感の不足

　次に「閉ざされた質問」ですが，これは「はい／いいえ」で答えられる質問形式のことをいいます。拡大すれば，「…ですか，それとも…ですか」といった選択肢的質問もこの中に含まれます。この質問形式は，確実な情報収集をしようとする場面で有効に働きます。

　開かれた質問のところで，不安や抑うつ的な患者さんの例をあげましたが，そうした方々にとっては，閉ざされた質問形式のほうが結果的に安心を感じられたりすることもあるようです。

　しかし，一般的には，「はい／いいえ」と機械的に答えるだけでは，あたかも質問紙へ回答しているかのようで，どこか空しさを感じ，患者さんの満足感は低くなるようです。

■焦点を当てる質問

> **焦点を当てる質問**
>
> 訴えを明確にするための質問
> 「以前に飲んでいた薬と比べて効果に違いがありますか」
> 「服薬後に頭痛と吐き気の症状があるのですね。ではまず頭痛について話をしてください」

　3つ目の質問形式として，「焦点を当てる質問」があげられます。この質問形式は，訴えを明確にしたいときに用いると効果的です。例えば，薬の変更があった場面では，「お薬の効きめはどうですか」と聞かれるより，「以前に飲んでいた薬と比べて効果に違いがありますか」と聞かれたほうが，何について答えたらよいかが明確になり，答えやすくなるでしょう。

■実際の場面での質問のしかた

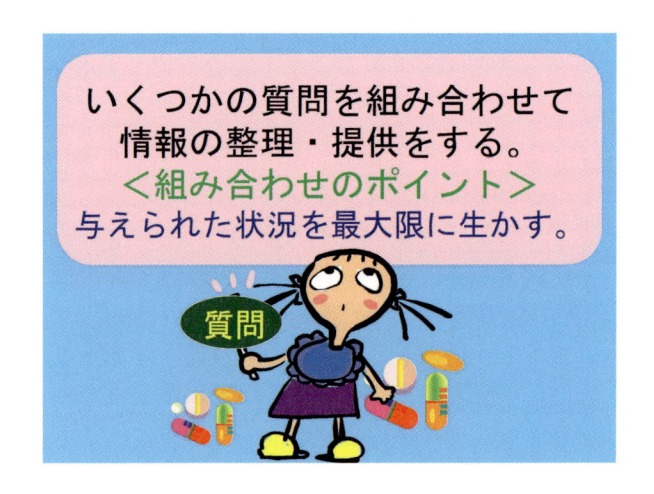

> いくつかの質問を組み合わせて
> 情報の整理・提供をする。
> ＜組み合わせのポイント＞
> 与えられた状況を最大限に生かす。

　実際の場面では状況に応じて，これらの質問形式を組み合わせて使います。
　ポイントは，与えられた状況を最大限に生かすということです。仮に患者さんに自由に話をしてもらい，話せたという満足感を感じてほしいと希望したとしても，そのための十分な時間がないときもあるでしょう。こうした場面ではまず，薬剤師として必要な情報を的確に集めることを優先すべきです。開かれた質問（p.49）をしているうちに時間がなくなってしまい，今日の処方に必要な情報が何も得られなかったとしたら，薬剤師として機能していないことになります。
　反対に，「薬剤師なんだから，服薬に関する情報を機械的に聴取すればいい」という考え方は危険ですし，それでは患者さんにとって本当に役に立つ服薬援助を行うことはできないでしょう。
　ある患者さんに，「これまで薬による副作用を経験したことはありますか」と尋ねたとしましょう。その患者さんは，「いいえ，まったくありません」と答えました。さらに，「あなたのご両親やごきょうだいに，薬の副作用がある方はいらっしゃいますか」「これまで，お薬を飲んで何か困った経験はありましたか」など，いくつかの角度から副作用の可能性について聞いたとします。しかし，その患者さんは，いずれの質問に対しても

「ノー」と答えました。ところがその後の「最近の調子はどうですか」との何げない問いかけに、「最近、花粉症がひどくて、今年から新しい薬になったのに飲んでもあまり効かなくて、目や鼻はグシュグシュになるし、この間なんて、親子して顔が真っ赤にはれあがってしまったんですよ。そうそう、うちは母も花粉症なんです…」と答えるかもしれません。

　薬剤師であればここで、「この患者さんは薬の副作用とは認識していないけれども、新しい薬に変わってから顔が真っ赤にはれあがったとしたらどうなんだろうか。もしかしたら母親も同じ薬を処方されているのかもしれない…」などといった疑問が起こってくるでしょう。

　また、同じ質問に対して、別の患者さんは、「今、副作用については何もないと答えたのですが、実は薬を飲むのがとても怖いんです。私の叔母ががんで入院中にひどい副作用で苦しんでいたのを見て以来、薬を使うことがとても不安なんです。今回の薬もちゃんと飲めるかどうか自信がありません」などと話すかもしれません。

　このように、患者さんの自由な話の中には、今後の治療にとって重要な情報が隠れていることもあるのです。

　過不足なく情報を収集することは決して簡単なことではありませんが、どのような状況にあっても、できる限りの努力をしたいものです。

■言語的技術のスキルアップ

　ロールプレイによる，コミュニケーションスキルトレーニングをしましょう。
1．まずペアを作って，患者役と薬剤師役を決めてください。
2．次に，①から③の順番でロールプレイをします。
　① 指示されたスキル（[1]）を用いて，患者さんと会話しましょう。もちろん，さらにほかのスキルをプラスしてコミュニケーションを発展させることも可能です。
　② 例としてあげられた，患者－医療スタッフの会話（[2]）を用いてロールプレイしましょう。例題をシナリオと考え，そこでは演技の上手な役者になったつもりで，それぞれのパートを演じてみてください。
　③ 指示や例題などを用いずに，自由に患者さんと会話をしましょう（[3]）。スキルトレーニングの場面なので，できるだけたくさんのスキルを用いてコミュニケーションを図るようにしてください。
3．最後に相手からフィードバックを受けることで，スキルアップを図っていきましょう。
　① 患者役の方は，薬剤師役の方の良かった点をあげ，それを伝えてください（[4]）。
　② 患者役の方は，薬剤師役の方について「こうなれたらさらによい」という点をあげ，それを伝えてください（[4]）。
　③ 薬剤師役の方は，患者役の方にロールプレイの感想を伝えてください。
4．役割を交代して，同じようにやってみましょう。

[1] **指示されたスキルを使って患者さんに答えてみよう**
【患　者】このところ何日も眠れない日が続いていたので，先週，思い切って先生に相談してみたんです。そうしたら，「軽い睡眠薬を出しましょう」と言って，この薬をくれたんです。
【薬剤師】スキル：うなずき／（内容の）くり返し or 明確化／閉ざされた質問
【患　者】それがね，眠れないよりもっとひどいことが起こったんです。

【薬剤師】スキル：焦点を当てた質問
【患　者】もっとひどいことってね，朝起きると，まるで口の中に塩の塊でも入っているみたいに，それはひどい味がするんです。口いっぱいにですよ。それも毎朝ですよ。
【薬剤師】スキル：感情の反映／明確化
【患　者】そうなんですよ。先生は弱い薬だって言ったんだけど，何か怖い薬なんじゃないかしら（不安そうな表情）。
【薬剤師】スキル：感情の反映／明確化
【患　者】そうなんです。

2　例題を用いたロールプレイ

【患　者】このところ何日も眠れない日が続いていたので，先週，思い切って先生に相談してみたんです。そしたら，「軽い睡眠薬を出しましょう」と言って，この薬をくれたんです。
【薬剤師】なるほど。思い切って相談したら，軽い薬ということで，この薬が処方されたんですね。それでお薬を飲んでからは眠れるようになりましたか。
【患　者】それがね，眠れないよりもっとひどいことが起こったんです。
【薬剤師】眠れないよりももっとひどいことって，どんなことが起こったのですか。
【患　者】もっとひどいことってね，朝起きると，まるで口の中に塩の塊でも入っているみたいに，それはひどい味がするんです。口いっぱいにですよ。それも毎朝ですよ。
【薬剤師】それはかなりつらいですね。つまり，先週新しく処方された睡眠薬を飲み始めてから，翌朝決まって，口中にひどい味を感じるんですね。
【患　者】そうなんですよ。先生は弱い薬だって言ったんだけど，何か怖い薬なんじゃないかしら（不安そうな表情）。
【薬剤師】とても不安そうですね。先生には弱い薬と言われたのに，飲んだら変な味を感じるようになったので，何か怖い薬ではないかと心配されているんですね。

【患　者】そうなんです。

3 患者さんとの自由な会話

【患　者】このところ何日も眠れない日が続いていたので，先週，思い切って先生に相談してみたんです。そしたら，「軽い睡眠薬を出しましょう」と言って，この薬をくれたんです。

【薬剤師】_____

【患　者】それがね，眠れないよりもっとひどいことが起こったんです。

【薬剤師】_____

【患　者】もっとひどいことってね，朝起きると，まるで口の中に塩の塊でも入っているみたいに，それはひどい味がするんです。口いっぱいにですよ。それも毎朝ですよ。

【薬剤師】_____

【患　者】そうなんですよ。先生は弱い薬だって言ったんだけど，何か怖い薬なんじゃないかしら（不安そうな表情）。

【薬剤師】_____

【患　者】そうなんです。

4 フィードバックによるスキルアップ

1. 薬剤師役の良かった点

　① _____

　② _____

2.「こうなれたらさらによい」と感じた点

　① _____

　② _____

セッション3 傾聴と共感を伝える非言語的技術

■ウォーミングアップ－心当てゲームをしよう－

> **目標**
> ① 目的を目指した絞り込み方を体験する。
> ② 相手の反応を総合的に評価する方法を体験する。

　ここでは，相手が考えていることを当てるゲームをします。
　まず，お互いに何かを心に思い浮かべます。最初は「何か」の範囲が広いと当てるのが難しくなるので，例えば，職場や大学の人，音楽に関係する人，薬学・医学に関係する人，などというように，ある程度，範囲を限定します。ここでは，「音楽に関係する人」に絞ってやり方を説明します。

（1）音楽に関係する人を思い浮かべ，それを相手に見えないように小さな紙に書きます。
　【例】Aさん：ベートーベン　Bさん：スマップ
（2）BさんはAさんが思い浮かべた「ベートーベン」を当て，AさんはBさんが思い浮かべた「スマップ」を当てるのですが，何の手がかりもなくては当てることができませんので，お互いに質問をします。ここでは，どちらか一方の答えが当たるまで質問を続けていきます。質問は，Yes / Noで答えられるものにします。
（3）表に質問と答えを書き込みます。
（4）いくつ質問した時点で相手の答えが当てられるか，質問回数の少なさを競います。つまり，早く当てられたほうが「負け」となります。

58　第Ⅰ部　医療コミュニケーションのためのスキルトレーニング

Bさんの質問	Aさんの答え	Aさんの質問	Bさんの答え
①その人は男性ですか	Yes	①	
②その人は今の人ですか	No	②	
③その人は歌手ですか	No	③	
④その人は作曲家ですか	Yes	④	
⑤その人は…		⑤	
⑥		⑥	
⑦		⑦	
⑧		⑧	
⑨		⑨	
⑩		⑩	
⑪		⑪	
⑫		⑫	
⑬		⑬	
⑭		⑭	
⑮		⑮	
⑯		⑯	

このゲームはゲームであると同時に，相手の話を絞り込むトレーニングにもなります。

　また，このゲームを行っている中では，きっと多くの人が，相手の答えだけでなく声の調子や表情などを手がかりにして，次の質問内容を考えたのではないでしょうか。相手の話の核となる部分を探し出そうとする場面では，発せられた内容だけでなく，さまざまなものを手がかりとすることが大切であると感じることができたなら，このゲームは無事終了です。

MEMO

■いかに傾聴・共感を伝えるか－非言語的技術－

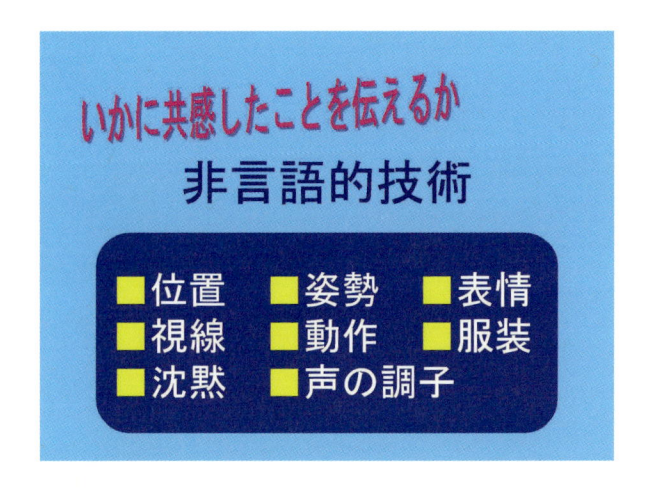

いかに共感したことを伝えるか
非言語的技術
- 位置　■姿勢　■表情
- 視線　■動作　■服装
- 沈黙　■声の調子

　さて，前のセッションでの言語的技術を用いたロールプレイはうまくできましたか。実際に声や動作をつけて役割を演じてみると，頭の中でシュミレーションしていたときには気づかなかった難しさや，逆におもしろさが体験できるものです。例えば，「明確化」というスキルを使おうとしているのに，全然明確にならなかったり，「あいづち」をうつタイミングがずれてしまったり，緊張して視線のやり場に困ったり，笑顔が引きつってしまったりなど，いくつかの課題があがってきたのではないでしょうか。あるいは，相手の感情をうまく反映できたとき，相手が安心した表情を見せたとか，「つらいですね」という言葉かけと同時につらそうな表情を示したら，相手の次の反応に勢いがあったなど，新たな発見ができた方もいるでしょう。

　「傾聴」や「共感」したことを相手に伝える方法には，言語的技術と非言語的技術があることについてはすでに述べました。そして，まず言語的技術について学びました。ところが，言語的技術を用いてコミュニケーションのトレーニングをしている中で，実はたくさんの非言語的技術が言語的技術をサポートしていたのではないでしょうか。そこでこのセッションでは，それら非言語的技術について考えてみましょう。

非言語的技術としてよく使われるものには,「位置・姿勢・表情・視線…」など,実にさまざまなものがあります。ところで,「目は口ほどにものを言う」などと例えられますが,言葉として語られた内容よりも,非言語的に送られたものに真実や本意が感じられたり表現されたりすることは,日常的に経験することです。
　そこでここでは,傾聴や共感を伝えるための非言語的技術としてだけでなく,非言語的に表現されたものが相手に与える効果などについても学んでいきたいと思います。

MEMO

■非言語的技術 －位置－

位　置

- 接近しすぎず離れすぎてもいない距離に位置する。
- 対面式より90度の角度で座るほうが緊張感が緩和される。
- 目線の高さを同じ位置にする。

　患者さんとの位置関係は，重要な非言語的技術のひとつです。

　薬剤師として患者さんと会話をする多くの場面では，服薬中の薬のことや体調などといった，比較的個人的な内容がやりとりされるでしょう。そうした会話を遠く離れた距離で話したとしたらどうでしょうか。あるいは反対に，今にも顔と顔がくっつきそうな距離であったらどうでしょうか。おそらく，そのいずれであっても，患者さんが安心して話をすることはないでしょう。距離が遠いということは，すでにそれだけで，「あまり個人的な（人に聞かれて困るような）会話はしなくてもよい」というメッセージになっていますし，反対にあまりにも近い距離では，「個人的なことの一切を話してください」と求められているようで，奇妙な緊張感を感じることになります。ここでは，お互いが居心地が良いと感じられる距離というものが基本になります。

　また，向かい合って座るより，お互いが90度の角度になるように座るほうが，緊張感が和らぐとされています。

　さらに，相手との視線の高さを同じにするということも重要です。例えば，小さな子どもや，ベッドで臥床している患者さんの場合には，医療スタッフが座って話をすることになるのですが，時にこうした行為は，単に

「あなたの話を傾聴していますよ」といったメッセージだけでなく，「あなたは私たち医療スタッフにとって大切な存在です」といった，より深いメッセージとして伝わることもあるようです。

患者さんの「声」に学ぶ

　がんの告知を受け，残された時間の少ない私のところには，あまり人が来てくれないように感じられてしかたがありません。それを訴えるとみな口々に「そんなことはない」と言ってくれるのですが，やはりひとりぼっちの寂しさは消えません。すでに私は必要のない人間であり，誰からも忘れられていくのだと，まるで自分を励ますように言い聞かせる毎日です。

†　　†　　†

　心理面接の中で，このような心境を語っていた患者さんがいました。彼女はいつもこうした話を，「これが病気を恨む患者の心理なのかな」と自分を諭すような，訴えるような口調で締めくくっていました。
　彼女との最後の面接となった日，彼女はいつになく真剣な表情で，「私ね，いつも医療スタッフに見放されているように感じられて寂しいって言っていたでしょう。でもね，その中でひとりだけ，とても感謝している人がいるのよ。その人にお礼を伝えてほしいの」と頼まれました。それは担当の薬剤師Sへのメッセージでした。

†　　†　　†

　Sさんはいつも，床に膝が着くほど低くなって，薬を渡してくれるんです。ただ薬を渡すだけなんですよ。それなのに，ちゃんと私の顔と同じところまでかがみ込んで，それは丁寧に薬を渡してくれるんです。そういうとき，この人は私に「一緒に頑張ろうね」と言ってくれているんだと感じられて，本当にうれしいんです。Sさんのもってきてくれる薬を飲むと，不思議とすごく元気になれるんです。

†　　†　　†

　患者さんと目線の高さを同じにして会話することの大切さに関しては，た

くさんの教科書に書かれています。そして，多くの医療スタッフはすでにそれを実行していることでしょう。しかし，これをスキルとして使ったときに，実際どれだけの意味があるのか，あるいは，そのとき患者さんがどんなことを感じるのかということについて理解している方はどのくらいいるでしょうか。

　1錠2錠の薬を手渡すだけの行為は何秒とかかりません。ですから，仮に立ったまま渡したとしても，患者さんと接している時間を考えれば，それほどの影響があるとは考えにくいものです。しかし，ここではこのスキルが，患者さんを確実にケアし，さらに勇気づけていました。

　そしてさらに大切なことは，おそらくこの薬剤師は，「目線を同じ高さにする」というスキルに，患者さんへの思いを込めていたのだろうということです。

　コミュニケーションスキルを使う場面では，スキルを使って何を伝えようとしているのか，ということについて，常に敏感でいることが重要ではないでしょうか。

　スキルを型どおりに使っただけでは，つまり，ここでもしこの薬剤師がただマニュアルを遂行するがごとくに座って薬を渡したとしたら，患者さんはこんなにまで癒されも，また励まされもしなかったでしょう。人と人とが温かい心を通わせることは，医療コミュニケーションにはなくてはならない重要なポイントであると考えます。

■非言語的技術 —姿勢—

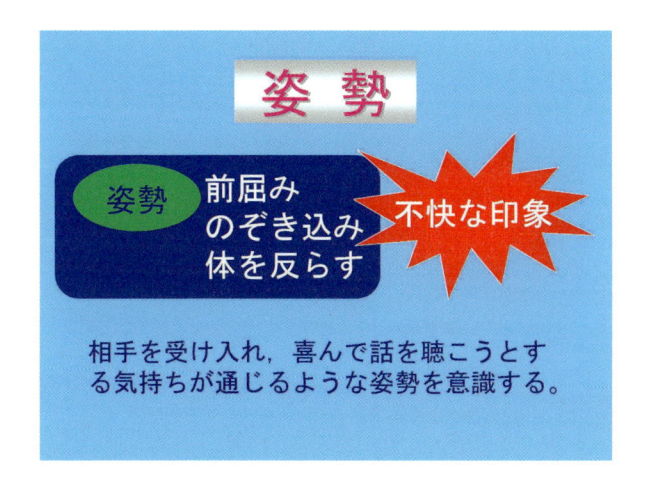

姿勢

| 姿勢 | 前屈み のぞき込み 体を反らす | 不快な印象 |

相手を受け入れ，喜んで話を聴こうとする気持ちが通じるような姿勢を意識する。

　ふだんほとんど意識されることのない「姿勢」が，実は重要な非言語的なメッセージとなることがあります。例えば，前屈みになってのぞき込むような姿勢で話しかけられると，何やら不必要なほどに興味をもたれているように感じられて，話が引き気味になってしまうものです。あるいは，体を反らせた姿勢で座られていると，見下されているように感じられて，それだけで不快な印象をもってしまいます。

　あいまいな言い方ですが，ここでは，相手を受け入れ，喜んで話を聴こうとする気持ちが通じるような姿勢を意識することが基本になります。

　もちろん，意図的に不快な印象を与えようと考える医療スタッフはいないでしょう。しかし，自分の気づかない何かが，患者さんを不愉快にさせていることもあるようです。それは，些細な癖であったり，身体的特徴であったりすることもあるようですが，これらは，自分自身ではなかなか気づけないものですから，やはり周囲からのチェックが必要になります。

■非言語的技術－表情・視線－

表情・視線

- 笑顔や共感を意味する表情 → 緊張せず自然に
- 相手の目を見て話す →ネックレスの位置

状況によっては意識的に視線をはずすことが必要な場面もある。

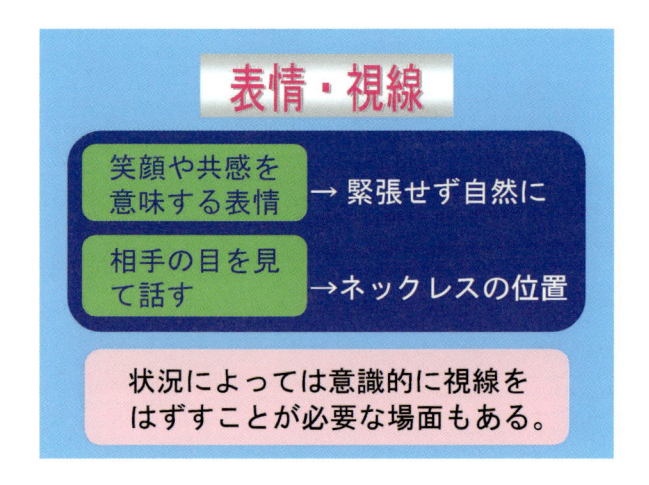

　「表情」は重要なコミュニケーションスキルのひとつです。例えば，もし怒ったような表情で話しかけられたなら，患者さんでなくとも答えたくなくなります。笑顔には，「あなたを受け入れます」「友好的でありたい」といった肯定的なメッセージが託されています。患者さんはそうしたスタッフからのメッセージを受け取ったとき，安心して相談することができるのです。

　また，表情は共感を伝えるスキルとしても有効です。患者さんのつらい状況に共感した場面で，「つらいですね」と声をかけるのではなく，それを表情として伝えることもあるでしょう。一方，「つらいですね」と言語的なメッセージを送る際には当然，共感を意味する表情が伴わなければ，それは共感を伝える言語的技術にはなりません。つまり，言語的技術は非言語的技術と一緒に使うことによってはじめて，その内容を効果的に伝えることができるのに対して，非言語的技術は，それ単独であっても，相手に思いを伝えることができるということです。

　時に患者さんから，「私は（医療スタッフに）見捨てられてしまった」と相談されることがあります。この場合でも，スタッフ側が患者さんを否定するような言語的メッセージを送ったという事実はないのが常です。し

かし，こうした患者さんに「なぜそう感じたのですか」と尋ねてみると，「面倒くさそうな表情をされたから」「視線が合わなかったから」「語気が強かったから」などといった答えが返ってくることは少なくありません。つまり，患者さんは，スタッフが送った非言語的メッセージを受けて，そこに「見捨てるよ」といった否定的な意味を読み取ったことになります。

患者さんは，医療スタッフの一挙一動にとても敏感です。だからこそ，スタッフの表情は，患者さんに対してプラスにもマイナスにも働くのだということを十分に理解していたいものです。

さて，「視線」に関してはどうでしょうか。話を傾聴し共感していることを伝えようとする場面で，相手を見ていなかったとしたらどうでしょうか。当然ここでは，相手の目を見て話すことが必要になるのですが，目と目を合わせることに抵抗を感じる方も少なくないでしょう。これは，医療スタッフだけでなく，患者さんにもいえることです。こうした場面では，相手の首の下方（プチペンダントの位置）を見るとよいようです。また，状況によっては意識的に視線をはずすことが必要なこともあるのですが，このあたりは各自のセンスが問われるところでもあるでしょう。

患者さんの「声」に学ぶ

　Aさんは、がんで闘病中のご主人を予想外に早く亡くしました。前日まで元気に話していた夫にいったい何が起こったのか、まったく理解できずにいました。そこにひとりの医療スタッフが来て、そしてAさんの肩に手をあて、「医療ではこういうこともあるのです。最善を尽くしたのですが、まことに残念です」と紋切り型の口調で慰めました。Aさんは肩に置かれた手を振り払いました。

　その後、Aさんからは、「心にもないことを言われたようで、とても悔しい気持ちになりました。まるで『しかたがない死なのだから、訴えてはだめですよ』とでも言いたげで、医療者のずるさを感じました」と伝えられました。すでに一周忌を迎えようとしているAさんですが、いまだつらい涙を流していました。

　　　　　　　　　　†　　†　　†

　Bさんは幼い頃からおじいちゃん子でした。そんな祖父ががんに侵され、入院生活となりました。Bさんは毎日病院へ通い、祖父の看病を続けました。しかし、ある日、祖父の様態は急変し、そのまま息をひきとりました。年老いた祖父の死を前に、ただ立ちすくむだけの孫のBさん。その背をひとりの医療スタッフが黙ってさすっていました。

　その後Bさんから、「あのとき、傍にいてくれた方に感謝しています。あの優しい手は今でも忘れられません」と伝えられました。Bさんの表情は、すでにとても穏やかにみえました。

■非言語的技術－動作－

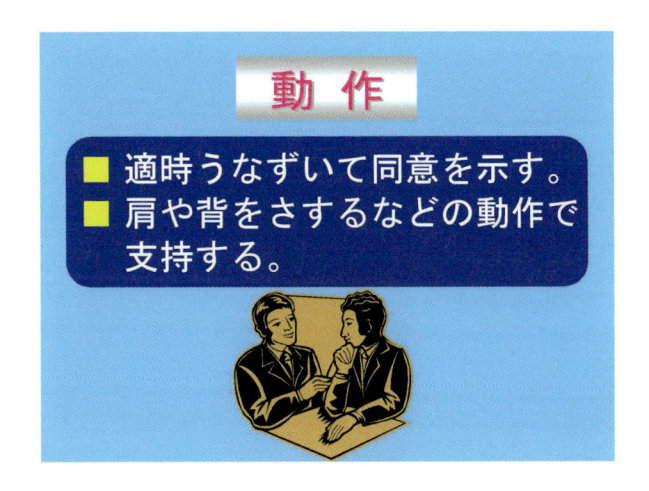

> **動 作**
> ■ 適時うなずいて同意を示す。
> ■ 肩や背をさするなどの動作で支持する。

　人前で話をするような場面では，程度の差こそあれ誰もが緊張するものです。こうしたときに，もし相手が自分の話に対して，「うん，うん」とうなずいてくれたなら，「ああ，よかった！　私の話は理解されているんだ」と安心するでしょう。実は患者さんも，医療スタッフと話をする場面では，「うまく話せるだろうか」「伝えたいことのすべてを伝えられるだろうか」など，さまざまな不安を抱くようです。

　「うなずく」という非言語的技術は，患者さんに「あなたの話を聴いていますよ」「あなたの話を理解していますよ」というメッセージを伝えることになります。そして同時に，それを受け取った患者さんの緊張が和らぐという意味では，メンタルサポートのためのスキルともいえるのです。

　また，泣いたり悲しんだりしている人に対して，その肩や背に手を当てたり，優しくさすったりして共感を示すことは，時に言葉以上のメンタルケアの効果をもたらすようです。

患者さんの「声」に学ぶ

　90歳になる父は，この数年認知症の症状が進み，その頃から私たち家族は父の笑顔を見たことがありません。外に出ることもあまり好まず，外出先では目に涙をいっぱい浮かべて，「帰りたい」と訴えるような表情をします。

　しかし，唯一の例外は調剤薬局へ行ったときです。父の薬の処方をお願いする薬剤師さんはいつも優しい笑顔で，「今，お薬を作っていますから，すみませんがもう少し待っていてください」と，話しかけてくれます。そうすると父は満面の笑みを浮かべてうなずくのです。父に薬剤師さんの話の内容が十分に理解できているとはとうてい思えないのですが，父がうれしそうにしていることだけは事実です。時には，「あんたさんも大変だね」などと逆に薬剤師さんをねぎらったりすることもあります。

　父とその薬剤師さんとの間には，きっと何か特別の会話の方法があるのだと感じられてなりません。そしてその薬剤師さんは，お薬だけでなくすてきな笑顔も処方してくれているのだと感謝しています。

■非言語的技術－服装・身だしなみ－

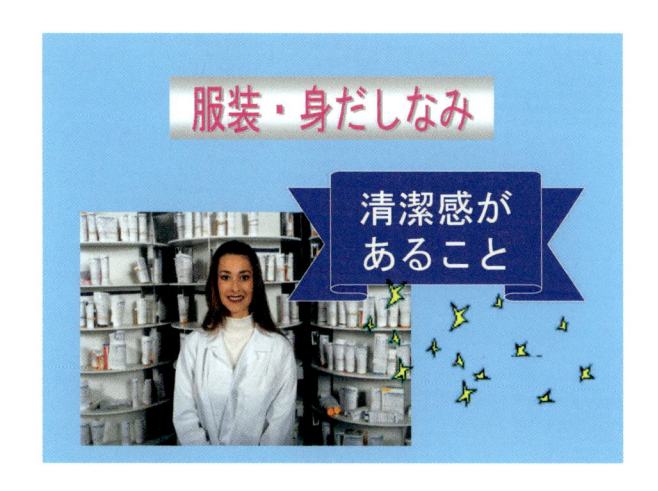

　医療スタッフには，「服装・身だしなみ」について，何よりも清潔感が求められます。清潔さは，医療という仕事の性質上，最も重要なことなのですが，同時に患者さんが期待していることでもあるのです。

　ひとりの患者さんが，「よれよれで見るからに不潔そうな白衣。そして，そのボタンも留めないだらしなさ。そんな医療スタッフを誰が信用するだろうか」と，怒りの感情をあらわにしたことがありました。実はこの患者さんは，その医療スタッフに対して，別の理由で怒りを感じていたのですが，そうしたネガティブな感情を表現するときに，「不潔」や「だらしなさ」を取り上げているところが印象的でした。つまりこの患者さんは，ダメな医療者である理由として，「医療スタッフとしての基本ができていない」ことをあげているのですが，その基本というのが，「医療スタッフは清潔な服装で，整った身だしなみであるべき」ということであることわかります。

　ここでいう「基本」とは，医療スタッフへの「期待」にほかならないのですが，期待される部分は注目されるところでもあり，医療スタッフの清潔感は厳しく評価されているのだという認識に立って，身なりの清潔さには常に注意をはらっていたいものです。

■非言語的技術 −沈黙−

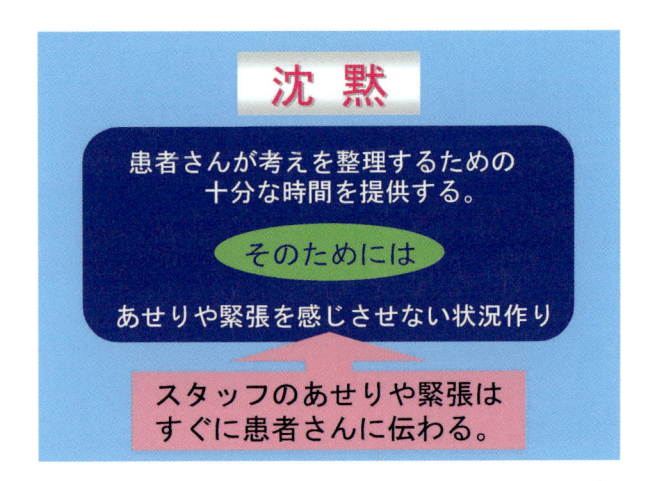

沈黙

患者さんが考えを整理するための
十分な時間を提供する。

そのためには

あせりや緊張を感じさせない状況作り

↑

スタッフのあせりや緊張は
すぐに患者さんに伝わる。

　会話の途中で，患者さんが突然沈黙することがあります。このような場面で，患者さんの感情を理解し，その感情をともに感じながら黙ってその時間を過ごしたならば，その沈黙は共感を伝えるためのスキルということになります。
　ところで，患者さんはつらさを感じているときに黙り込むことが多いため，そこに居合わせた人の多くは，何か気のきいた励ましの言葉をかけてあげたくなるようです。しかし，ここでの言葉かけは，果たして相手のためのものでしょうか。つまり，患者さんの話を傾聴し共感したことを伝えるために言葉をかけようとしているのかどうかということです。
　では，沈黙している患者さんを前にしている自分を想像してみましょう。
　そのとき，あなたはどんなことを考えていますか。何か言葉をかけなければとあせっていませんか。相手が黙っていることにひどく緊張していませんか。そして，そうした自分の緊張を和らげるためにかける言葉を探していませんか。
　ここでもし，どんと構えて患者さんに対応できていたならば，その方はとても優秀な方です。多くの方は，沈黙という状況に緊張し，困惑し，いても立ってもいられないような気持ちになるようです。実は，相手が沈黙

している場面では，こちらの緊張が高まるために，何とか会話を継続させようと努力することが少なくありません。しかし，ここでは，患者さんが考えや感情を整理するための十分な時間と，安心できる空間を提供することが必要となります。

　早く何か気のきいた言葉をかけなければというスタッフのあせりや緊張はすぐに患者さんに伝わり，それによって患者さんも同じようにあせりと緊張を感じることになります。

　もちろん，こうした場面では，共感を言葉で伝えることもできるでしょう。しかし，患者さんと同じ空間にいることそれ自体が，患者さんの感情を受け入れ，共感していることを伝えるスキルであり，さらに，患者さんの寂しさや悲しさやつらさを緩和させるためのスキルであることも事実です。

　このように，医療スタッフが使う「沈黙」は，医療コミュニケーションスキルであることを十分に認識することは重要です。先にも述べたように，患者さんが黙ってしまうと多くのスタッフはあせってしまうものですが，ここで，「私は今，沈黙というコミュニケーションスキルを用いて，患者さんに共感していることを伝えよう。それによって患者さんをサポートしよう」と思えたなら，きっとあせらずに，また緊張することなく，患者さんの感情に付き合うことができるでしょう。

　そして何度もくり返しますが，スキルはスキルと意識されてはじめて磨かれるものです。日常的な言動をいちいち評価したり反省したりすることはありませんが，スキルとして使われた言動は，それがうまく使えたかどうか，あるいは本来の目標を達成できたかどうかという視点から，常にチェックすることになる，いえ，されなければならないため，必然的に発展していくことになるのです。

患者さんの「声」に学ぶ

　私は今年87歳になりますが，現役で農業をやっています。自分ではまだまだ若い者には負けないと思っていますが，やはり歳にはかなわないと思うこともあります。年々眼は悪くなり，手はかさかさに乾いてきています。すでに指先もあまり器用に動きません。そんな中でいちばん苦労するのが，毎日飲む薬です。最近の薬局は，薬を1回分ずつ袋に入れてくれます。しかし，これが老人にとっては実に飲みにくいものなのです。袋のほとんどは，ビニールかツルツルした紙でできています。老人の手でそれを破ろうとするとうまくいかず，毎回薬が飛び出してしまいます。また，袋の横に切り口がついていることもあるのですが，目の悪い老人にとって，それを見つけることは至難の業です。何度も失敗していると，悲しくなったり腹立たしくなったりしてきます。

　ある日，薬局の窓口で薬剤師さんと雑談しているときに，そんな愚痴話をしました。その薬剤師さんは，こんなじいさんの愚痴をとても熱心に聴いてくれました。そして何よりも驚いたのは，薬剤師さんが手渡してくれた薬袋の横に赤い線がついていたことでした。薬剤師さんから「この部分を切ってみてください」と言われ，私は促されるままに薬袋を破いてみました。すると，楽に開けられるではないですか。そして，薬剤師さんは，すべての薬袋の切り口に目印をつけてくれました。

　歳をとればとるほどむしろ自分でできることは自分でやりたいと思うものですが，日々の生活の中では，やはり年々難しくなってくることもあるのだと認めざるをえないのも事実です。そんな時期に出会ったのがこの薬剤師さんでした。薬剤師さんのアイデアは，確実に薬を飲めるようにしてくれただけでなく，老人への温かい思いやりが感じられました。

† † †

　患者さんとのコミュニケーションは，言語によるものばかりではありません。また，言語によるコミュニケーションであっても，患者さんの多くは，相手の表情やしぐさなどといった非言語的なコミュニケーションに託された真意を読みとっているものです。

　患者さんの服薬に関する悩みは，薬剤師のアイデアによってすぐに解決されました。しかし，それにもまして，この患者さんを感動させたのは，この薬剤師が患者さんの立場に立って親身に考えてくれたというプロセスではないでしょうか。

■非言語的技術－声の調子やスピード－

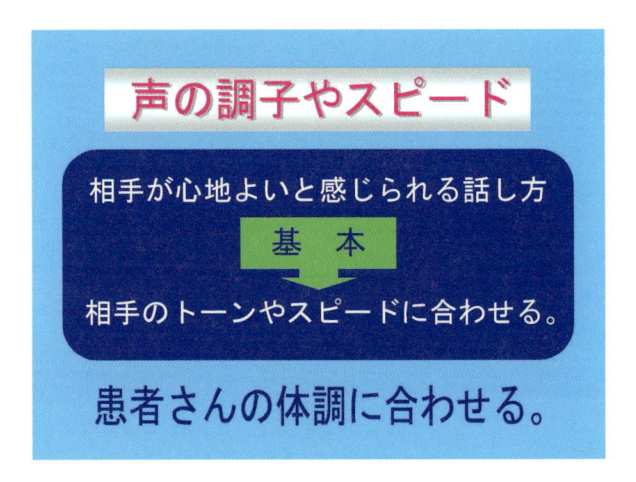

> **声の調子やスピード**
>
> 相手が心地よいと感じられる話し方
>
> **基本**
> ↓
> 相手のトーンやスピードに合わせる。
>
> 患者さんの体調に合わせる。

　医療スタッフの「声の調子やスピード」というものもまた，重要なコミュニケーションスキルです。

　症状が回復してきた患者さんでは，その声の調子にも変化がみられるものです。そうした患者さんに対して，はつらつとした声で言葉を返したなら，それは，患者さんの心身の状態に共感していることであり，同時に回復していることをともに喜んでいることを伝えるメッセージにもなるでしょう。

　一方，具合の悪い患者さんに対してはどうでしょうか。日常場面でのあいさつは，さわやかで明るく元気よく，ということがプラスに評価されます。しかし，患者さんに対するあいさつは，必ずしもそうではないようです。とても具合が悪い患者さんに元気よく「おはようございます！」と声をかけると，多くの方は「うるさい」と感じるようです。「まるでエネルギーを吸い取られるようだ」と，その不快さを表した患者さんもいました。

　患者さんとのあいさつでは，患者さんの体調に合わせた声の調子やスピードなどを考える必要があるようです。あいまいな言い方ですが，相手が心地よいと感じられるような話し方を常に心がける必要があるでしょう。

■非言語的技術のスキルアップ

　傾聴と共感を伝える方法として，言語的技術に続いて，非言語的技術の代表的なものを学んできました。そこで，ここではロールプレイによって，さらにそれらのスキルアップを図っていきましょう。

　「言語的技術のスキルアップ」(p.54〜56)のときと同様に，2人組になって以下のロールプレイを行ってください。

(1) 患者さんに答えてみよう

【患　者】このところ何日も眠れない日が続いていたので，先週，思い切って先生に相談してみたんです。そしたら，「軽い睡眠薬を出しましょう」と言って，この薬をくれたんです。
【薬剤師】
【患　者】それがね，眠れないよりもっとひどいことが起こったんです。
【薬剤師】
【患　者】もっとひどいことってね，朝起きると，まるで口の中に塩の塊でも入っているみたいに，それはひどい味がするんです。口いっぱいにですよ。それも毎朝ですよ。
【薬剤師】
【患　者】そうなんですよ。先生は弱い薬だって言ったんだけど，何か怖い薬なんじゃないかしら（不安そうな表情）。
【薬剤師】
【患　者】そうなんです。

(2) フィードバックによるスキルアップ

```
1. 薬剤師役の良かった点
  ①
  ②
```

③ ....

　④ ....

　⑤ ....

2.「こうなれたらさらによい」と感じた点

　① ....

　② ....

　③ ....

　④ ....

　⑤ ....

セッション4 良好な医療コミュニケーションを形成する「あいさつ」

■ ウォーミングアップ －あいさつをしよう－

目標
① 非言語的なメッセージの意味を理解する。
② 日常のあいさつをスキルアップさせる。

> **あいさつをしましょう**
> 1 黙ったまま，フロアーの中を自由に歩きましょう。
> 2 表情は変えず頭だけを下げてあいさつしましょう。
> 3 表情は変えず頭を下げ「こんにちは」とあいさつを交わしましょう。
> 4 笑顔とともに「こんにちは」とあいさつを交わしましょう。

　ここでは，日頃何げなく交わしているあいさつの重要性について体験してみましょう。
（1）まず，フロアーの中を自由に歩いてください。しかしこのとき，声を発したり，表情をつけたり，特別な動作を交えたりしてはいけません。ただ黙々と歩いてください。（1分間）
（2）次に，同じようにフロアーの中を自由に歩きながら，表情は変えずに頭だけを下げて，すれ違う人にあいさつをしてください。（1分間）
（3）今度は，すれ違う人に頭を下げながら，「こんにちは」とあいさつをしてください。ここでは，特別な表情をつけたり，声に抑揚をつけたり

せず，淡々としたあいさつを交わしてください。(1分間)
(4) 最後に，笑顔とともに「こんにちは」とあいさつをしてください。(1分間)

さて，どうでしたか。体験した感想を書き出したり，みんなで話し合ったりしてみましょう。

MEMO

■「あいさつ」は重要なコミュニケーションスキル

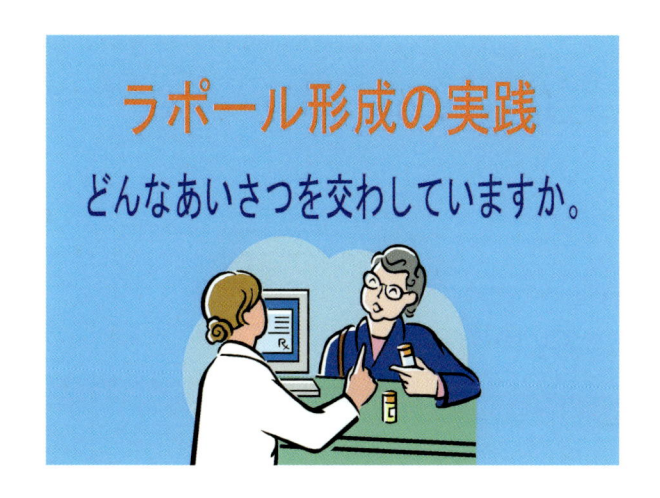

　みなさんは日常生活で，どのようなあいさつを交わしていますか。学生であれば，学校では仲間や教職員と出会います。社会人であれば，さらにさまざまな関係の方々に出会うことになるでしょう。爽やかな朝に，何だかはっきりしない声が聞こえてくると，がっかりしてしまうのは誰も同じでしょう。そこで，ここでは改めて，日常生活におけるあいさつについて考えてみましょう。

　薬剤師として患者さんとの良好なコミュニケーションを形成しようとする場面で，あいさつは重要な意味をもちます。とくに出会ったときの印象は，のちのちまで記憶に残ります。また一度できあがってしまったイメージの変更が難しいことは，経験的に理解できるでしょう。患者さんとの間にラポールを形成させることの重要性については，すでに何度も説明してきました。そしてあいさつは，このラポール形成に大きく影響します。つまり，患者さんとの間で交わされるあいさつは，単なる儀礼的なものではなく，その後の治療を効果的に進めていくための重要なコミュニケーションスキルなのです。

　薬剤師が出会う患者さんは，赤ちゃんから高齢者まですべての年齢層に及びます。また，体調や機能障害の程度なども含めると，ひとりひとりま

ったく異なる特徴をもつことになるため，お互いが，あるいは患者さんが心地よいと感じられるあいさつを交わすことはとても難しいことです。そうした複雑な状況でのあいさつを，「あいさつの応用編」とするならば，日常のあいさつは，「あいさつの基本編」ということになります。基本なくして応用はできないことを十分に認識して，日頃から心地よいあいさつを交わすように心がけていたいものです。

MEMO

■患者さんの声に学ぶ「あいさつ」の大切さ

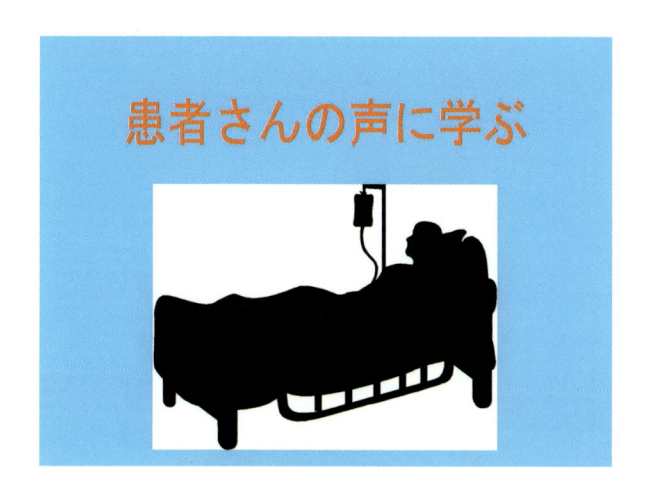

患者さんの声に学ぶ

- たくさんのチューブにつながれ、病院のベッドに横たわっていると、このまま良くならないのではないかと感じられてきます。ひとりでに考えはどんどん悪いほうへと向かってしまい、時に最期の時間を想像してしまうことすらあります。そんな悪循環を絶ってくれるのは、看護婦さんが部屋に入ってくるときの爽やかで優しい声です。その声を聞くと、「なんてばかなことを考えているんだ」と、ハッと我に返ってエネルギーが戻ってきます。
- 私はもう歩くことも、自分の力で起き上がることもできません。できることといえば、こうしてベッドの上で目をキョロキョロと動かし、見えるものだけを見て、話しかけられる声にうなずくだけです。私のところには、毎日たくさんの方が来てくれます。しかし、実はこれがまたつらいのです。私はこの方たちのお世話がなければ何もできないのだと考えると、彼らの機嫌がとても気になるのです。不機嫌そうな声を聞き、「やはり私の担当はイヤなのだろう」と感じ、けわしい表情を見て、「なぜ私はまだ生きているのか」と胸が締めつけられます。私にはもうあまり時間がありません。だからこそ、迷惑患者のレッテルを貼られてまで生きていたくないと感じます。

- 新人の薬剤師として紹介された子は，何を聞いても「少々お待ちください」と言って，先輩らしき薬剤師に相談に行きます。でも最後に，満面の笑みを浮かべて，「おだいじにしてください」と言ってくれるので，「頑張ってね」と声をかけてあげたくなります。
- 調剤薬局で薬の順番を待っていたら，出前の人が器を回収に来ました。薬剤師さんはその人に対しても「おだいじに」と声をかけたのを聞いて，おかしくも，また悲しくも感じました。私にかけてくれる「おだいじに」もその程度のものなのだろうと…。
- 今日の診察は，待ち時間が長くてとても疲れました。薬局に行ったときには，疲れを通り越して，むしろイライラしていました。私はいけないと思いながらも，何も悪くない薬剤師さんに，「待たせないでよ」ときつく当たってしまいました。ところが，その薬剤師さんは，「だいぶお疲れのようですね。頑張って早く作りますから，それまでこちらでお休みください」と言って，いすに案内してくれました。その言葉を聞いたら，なぜか体が軽くなって，そして，「今日病院へ来てよかった」とさえ感じられました。
- 当時，事故で突然に耳が聞こえなくなってしまった私は，そのショックと，さらに感覚が不安定なことへの恐怖から，ほとんど外出することがなくなっていました。人と会うのは病院へ行くときくらいで，それさえも，2カ月に1度くらいのペースでした。ところが薬局に行くと，薬剤師の方は毎回，まるで私を待っていてくれたかのように，両手を広げた大きなジェスチャーで出迎えてくれました。その動作からは，「よく来てくれました」という大きな声が響いてくるようでした。私はそれをきっかけに外出するようになりました。薬剤師さんは，耳では聞けない「本物の声」をくれたのだと思います。

■あいさつの意味や効果を再確認する

ここから何を学んだか

* 「患者さんの声」から何を感じた？
* 何のために「あいさつ」をするの？
* 「あいさつ」にはどんな効果があるの？
* あなたにとっての「あいさつ」って何？
* どのような「あいさつ」をしたい？

自分自身と，あるいはグループで話し合ってみよう。

　たくさんの患者さんが，医療スタッフと交わすあいさつに特別の意味を感じ，そして癒されたり傷ついたりしています。医療スタッフは，そのことにもっと敏感でいたいものです。

　p.83～84にあげたものは，患者さんがくれた大切な声です。これを聞いて何を感じ，また，「あいさつ」のもつ力，あるいは自分にとっての「あいさつ」の意味，さらに薬剤師としてどんな「あいさつ」を心がけたいか，心がけているのかということについて考えてみたいと思います。

　ここでは，自分自身との対話の中で，かつての自分を振り返ってみるのもいいでしょう。あるいはグループになって話し合うことで，新たな目標を見つけるのもいいでしょう。いずれの方法でもかまいませんから，あいさつを交わす意味や効果について再確認してみましょう。

場面を設定してあいさつの練習をしよう

あいさつの練習
ロールプレイの方法

1. 薬剤師役・患者役を決める。
2. 薬剤師役は患者役に自己紹介をする。
3. 患者役は相手の良かった点と，さらに良くなる方法などについて助言する。

　ここでは，さまざまな患者さんとのあいさつの場面をイメージして，ロールプレイをしてみましょう。もし，3人組が作れるようであれば，患者役・薬剤師役に加えて，観察者役を交えることを勧めます。観察者役の方は，全体を眺めて評価する役割を担います。
　以下に，いくつかの場面を設定しましたが，これ以外にも可能な状況を設定して練習してみましょう。

課題
（1）初対面の患者さんへのあいさつ
　はじめて会う患者さんへのあいさつを練習してみましょう。ここでは，自己紹介までを演じてみてください。
（2）終わりのあいさつ
　はじめのあいさつがあれば，当然，終わりのあいさつもあります。薬局で薬を渡す場面を想像して，薬の渡し方，別れの言葉などを工夫してみましょう。
（3）難聴の方へのあいさつ
　難聴の患者さんへのあいさつを練習してみましょう。ここでは，最初のあいさつ，別れのあいさつの両方を演じてみましょう。

(4) 子どもの患者さんへのあいさつ
　子どもの患者さんへのあいさつを練習してみましょう。もし可能であれば，患者役・薬剤師役に加えて家族役を設定すると，より効果的な練習ができるでしょう。

(1) 初対面の患者さんへのあいさつ

　最初に患者さんに会ったときには，「はじめまして」とあいさつしたのちに自己紹介をすることになります。このとき，どのように名前を名乗ったら効果的でしょうか。ロールプレイの場面では，どう演じましたか。

　一般的には，「○○さんですね」と患者さんの名前を確認したあとで，「私は薬剤師の△△といいます。よろしくお願いします」という流れになるでしょう。しかし，こうしたあいさつで，患者さんが担当の薬剤師の名前を覚えることはほとんどありません。

　薬剤師のNさんは，「はじめまして，薬剤師のNといいます」と告げたあとで，「このように書きます」と言って，胸に付けている名札を示しました。そのとき患者さんは名札に注目し，薬剤師の名前を復唱していました。それを受けて，さらに薬の説明書や薬袋の隅に，「担当薬剤師：N」というように書き込んでいました。

　これはとても効果的な自己紹介の方法だと思います。患者心理としては，どこに相談してよいのかがわからないと，それだけで不安が高まり，必要がないとわかっていても確認するということがあるようです。Nさんの方法だと，患者さんに担当者の名前を印象づけるだけでなく，薬剤師と別れたあとでも，患者さんに安心感を与えることができるでしょう。

　またこのとき，目の位置をできるだけ患者さんと合わせることもポイントです。立っている患者さんばかりではありません。座っている方，ベッドに臥床している方など，患者さんの状況はさまざまです。

　薬剤師の胸には，名札と一緒に，「お薬のことは私に聞いてください」と書かれた札が付けられているのをよく見かけますが，むしろ患者さんのほうから，「薬のことで何か困ったことがあったら，この薬剤師さんに相談しよう」と感じてもらえるようなあいさつを心がけたいものです。

(2) 終わりのあいさつ

　医療では一般的に，患者さんとの別れのときには「おだいじに」という言葉が使われます。しかし，この言葉に「ありがとう」と返事をする患者さんはほとんど見かけません。多くの患者さんは，それが儀礼的なあいさつであると感じているからです。

　心理士として，医療への不信感を抱いていた患者さんのメンタルサポートをしていたときのことです。その患者さんは，毎回，そして面接の時間中，医療スタッフへの不満を訴えていました。しかし何回目かの面接の日，「いや，この病院にもいい人はいるんだね」と，うれしそうな表情で言いました。事情を尋ねてみると，「先週，薬を渡してくれた薬剤師から，『無理をしないでくださいね』と言われたんだよ。例によって，さんざん待たされたあとだったんで，ひどく気分が悪かったから，きっとひどい顔をしていたんだと思うよ。そんな自分に，『無理をしないでくださいね』って言ってくれたんだよ。それを聞いて，『この人，自分なんかのことを本当に心配してくれてるんだなぁ』って感じてさ，本当にうれしくなったんだよ。思わず『ありがとう』って返事してたよ。でね，今日ここへ来る前に薬局の前を通ったら，その薬剤師がいて，今度は薬剤師のほうから『ありがとう』って言ってきたんだよ。何のことかと聞いたら，この間，『ありがとう』って言われたことがうれしかったからだって言うんだよ。驚いたよ。病院の人から『ありがとう』なんて言われたのははじめてだよ。何か，体の調子まで良くなったような気がしたよ」と，話してくれました。

　心理士として，長い時間をかけて何度も患者さんの話を聴いていた私は何だったのだろうと，少々恥ずかしくなってしまうような症例です。しかし，これこそが医療コミュニケーションなのだと思います。薬剤師には，薬剤師としての重要な役割があります。それをおいて，メンタルサポートを優先することはできません。しかし，やはり患者さんとの関係作りは重要です。長い時間をかけるのではなく，薬剤師としての関わりの中で，患者さんとの関係をつないでいくスキルこそ，今，薬剤師に求められている医療コミュニケーションスキルではないでしょうか。こうした関係がもとにあって，効果的な服薬援助が可能になるのです。

　「おだいじに」はとてもすてきな言葉かけです。しかし，それだけでは

なく，各々の患者さんの状況を見て，そして，各々の患者さんに向けた別れの言葉をかけることも，時には必要ではないでしょうか．

（3）難聴の方へのあいさつ

　難聴の患者さんとのあいさつでは，どんなところに注意をしたらいいでしょうか．聞こえの悪さには個人差があり，その不便さも一様には例えられないようです．何とか声を拾うことができる患者さんの何人かは，「何か重要なことを聞き漏らしてしまったらどうしようかと，病院ではいつも緊張している」と言い，ほとんど聞こえない何人かの方は，「聞こえないことが理解されていなかったらどうしようかと心配になる」と訴えていました．

　こうした場面では，どうしたら，そうした障害をもつ患者さんに安心感を与えられるのかという点がポイントになるでしょう．いくつかのことが考えられるのですが，例えば難聴の方では，相手の口の動きを手がかりに言葉を理解しようとする方がいます．そうした方に対しては，口の動きを大きくはっきり動かして話すことが助けになるでしょう．また，伝えたことを文字にして残すことも必要です．そして最も重要なのは，薬剤師として，「薬に関する疑問や不安に関しては，たとえどんな些細なことでも，それが解消できるまで何度でも説明をする」ことを約束し，そして，患者さんには，「その説明に少しでも不明な点があったら，必ず質問すること」をお願いすることです．

　もし患者さんから，「何度も聞き直したり，首を傾げたりしていると，医療スタッフにあきれられてしまうのではないかと心配で，わかったふりをしてしまう」と告げられたら，医療スタッフとして，胸が締めつけられるほどのつらさを感じるのではないでしょうか．

（4）子どもの患者さんへのあいさつ

　薬剤師として，小さな子どもと出会うこともあるでしょう．子どもはたいてい両親やそのほかの大人と一緒です．さて，ロールプレイの場面では，子どもの患者さんとその保護者に対してどのようにあいさつをしましたか．まず大人にあいさつをした方もいるでしょう．あるいは，先に患児に

あいさつをした方もいるでしょう。どちらかに絶対的な正解があるわけではないのですが，治療の中心である患者さんとのラポール形成を目標にすることは重要です。

　小学校1年生の女の子の例を紹介してみます。仮に彼女の名前をゆう子とします。ゆう子ちゃんは喘息の治療を受けていました。学校で発作が起こったときには，保健室の先生に対応してもらうことになっていたのですが，最近になって保健室へ行く回数が多くなり，またそのことを指摘されるといっそう発作が増えるという状況になっていました。しかし，発作は演技的なものではなく，毎回強い苦痛を伴っていました。

　病院でゆう子ちゃんを担当していた薬剤師は，医師の指示を受け，保健室の先生に情報提供をするなど，熱心に治療に関わっていました。しかし，これまでゆう子ちゃんには直接服薬援助をしたことはありませんでした。

　ある日，薬の種類が変わったことで，母親に薬の説明をしようとしたときのことです。いつもなら母親の横に座っているゆう子ちゃんですが，その日は薬剤師の正面に座り，まるで話を待つかのようにしていました。薬剤師は大人への服薬援助のときと同じように，ゆう子ちゃんに「こんにちは，ゆう子ちゃんですね。いつもゆう子ちゃんのお薬の相談を受けています薬剤師の○○です。今日はゆう子ちゃんに新しく出たお薬の説明をしたいと思いますが，いいですか」とあいさつをし，実際に説明を行いました。

　不思議なことに，それをきっかけにゆう子ちゃんの生活が変わりました。暑さ寒さを自分で注意するようになり，体力をつけるのだと言って，嫌いなものでも積極的に食べるようにもなりました。発作は相変わらずありましたが，以前のように頻繁に保健室へ行くことはなくなりました。本人にその理由を尋ねる機会はありませんでしたが，薬剤師がひとりの患者として説明をしたことが，ゆう子ちゃんの治療への動機づけを高めたことは確かでしょう。

　子どもだからといって，治療の必要性を理解しなくてもいいわけではないですし，また理解できないわけでもありません。もちろん，大人と同じレベルで理解することは難しいでしょう。だからこそ，伝える側のコミュニケーションスキルが必要になるのです。たとえ子どもなりの認識であったとしても，それは，治療効果に直接反映されるのではないでしょうか。

治療に関しては，薬剤師をはじめ，医療スタッフとの約束は守るという子どもは少なくないのですが，それは，医療スタッフがその子どもをひとりの独立した患者であると理解して対応していることへの，子どもからの評価ではないでしょうか。

　ちなみに，子どもへの心理療法の場面では，まず，患者である子どもにあいさつをし，さらに，親などから話を聞く前には患児に了解を得るようにします。

　大人の患者さんと同じように，まず子どもの患者さんにあいさつすることは，ラポール形成に有効であるだけでなく，時に治療のモチベーションを高めることもあるようです。

MEMO

セッション5 不安を緩和させる心のメカニズム

■ ウォーミングアップ －うまく誘導できるかな－

> **目標**
> ① ロールプレイに慣れる。
> ② 相手の心理を理解するスキルを体感する。
> ③ 安全のためのルールを決める。

　ここでは，2人組になってお互いを誘導するゲームをします。しかし，それぞれには条件があります。1人は目を閉じてください。この人は目を使うことができません。もう1人は耳を使うことができません。何も聞こえませんから，相手の言葉に答えることはできません。この両者が協力して，安全を確保しながら部屋の中を歩きます。
　さあ，やってみましょう。

　さて，うまくお互いを誘導することができましたか。
　では，ロールプレイの中で感じたこと，安全を確保するためにお互いが工夫した点などについて，2人で，あるいはグループで話し合ってみましょう。

患者心理の理解

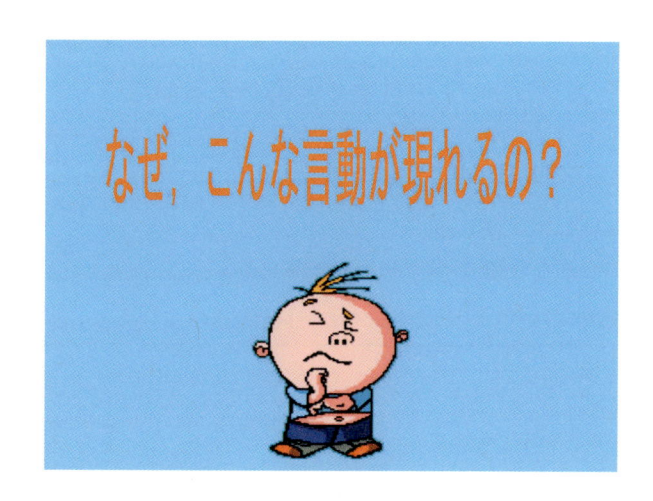

なぜ，こんな言動が現れるの？

　すでに現場で働いている薬剤師であれば，患者さんとの会話の中で，「何でこの患者さんはこんなことを言うんだろう」「言っていることとやっていることが全然違うじゃないか」などと感じた経験は少なくないでしょう。あるいは，突然どなられて戸惑ったこともあるでしょう。患者さんの示す言動が理解できずに困ったという経験は，臨床に携わる時間が長くなればなるほど多くなるものです。

　そして残念なことですが，こうした患者さんの多くは，「問題患者」とのレッテルを貼られることになるのです。しかし理解できないのは医療スタッフのほうであり，ここではスタッフ側の技量が問われるべきですから，患者さんに悪いレッテルを貼るのはおかしな話です。さらにいえば，レッテルを貼ったからといって問題が解決されるわけでもなく，あまり効果的な対処方法とは思えません。

　一方，実際にその対応に困惑するのも事実です。例えば定期的な服薬が必要であり，しかも病的な物忘れやほかの知的障害がないにもかかわらず服薬方法を守れない患者さん，あるいは，治療上どうしても薬物治療が必要なのにもかかわらず，服薬を拒否する患者さんに出会うことは，頻繁ではないけれども少なくもありません。

さて，こうした場面では，患者さんがそのような言動を示すまでの心理プロセスを理解しながら服薬援助にあたることが，問題解決のひとつの方法となります。そこで，この回では，患者心理の理解として，「不安を緩和させる心のメカニズム」について学んでいきたいと思います。

こうした心理が働くのは，何も患者さんに限ったことではありません。ストレス状況下では誰もが体験することです。また，私たちが自分自身の心を守るための自然な心の働きでもあります。ですから，このメカニズムを理解することは，患者さんへの対応を考える場面だけでなく，職場内の対人関係に関する問題を解決しようとする場面でも有用な知識となるでしょう。しかし，主にストレス状況下で働く心理という意味では，すでに病気という大きなストレスを抱えている患者さんには，しばしば観察される心の働きであると考えることは重要です。

■不快な体験にどのような反応をするか

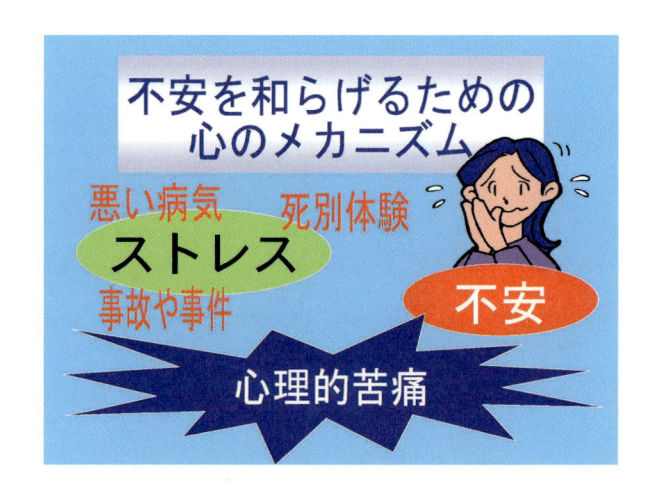

不安を和らげるための心のメカニズム

- 悪い病気
- 死別体験
- 事故や事件
- ストレス
- 不安
- 心理的苦痛

　病気にかかること，死別体験，あるいは事件や事故に巻き込まれるなど，にわかには認めがたい不快な体験には不安が伴います。そして，急激な，また持続する不安を抱えながら過ごすことはとてもつらいことです。

　強いストレスにさらされた方は，その苦痛を「身が切られる」「気がおかしくなる」というように，自分自身を保てない状況として表現したりします。また，長く続く不安を体験した方も同様に，のちに当時を振り返って，「心に穴が空いたようだった」「記憶がはっきりしない」などというように，やはり，通常の自分でなかったというように表現したりします。これほどに強い心理的苦痛にさらされることは，比喩ではなく実際に自分自身を保てなくなり，実際に日常生活に影響を及ぼすことにもなります。こうした場面で，心はこの不安を緩和させようと働きます。これが「不安を緩和させるための心のメカニズム」といわれるものです。こうしたメカニズムには，いくつか特徴的なものがあります。そこでこのセッションでは，医療現場でしばしば観察されるもののいくつかを紹介していきます。

　くり返しますが，心が不安を緩和させるメカニズムを働かせるそのもとには，不快な体験があること，つまりここでは，ストレスの存在を理解することを忘れないようにしなければなりません。

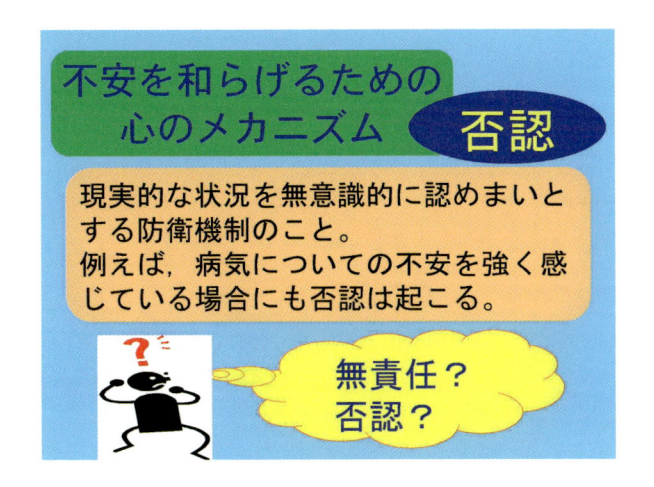

■不安を和らげるための心のメカニズム－否認－

> **不安を和らげるための心のメカニズム　否認**
>
> 現実的な状況を無意識的に認めまいとする防衛機制のこと。
> 例えば，病気についての不安を強く感じている場合にも否認は起こる。
>
> 無責任？
> 否認？

　「否認」とは，現実的な状況を無意識的に認めまいとすることで，具体的には，病気への強い不安がストレス因としてある場合，心がその不安を和らげようとして「否認」という形で働くことをいいます。例えば，重い病気の告知を受けた患者さんが，まるで告知の事実などなかったかのように平常に振る舞っているような状況などがあげられます。

　この否認という心のメカニズムは，日常場面でもしばしば体験するものです。例えば，何かの試験を受けた経験の1つや2つは誰にでもあるものですが，通常，そうした試験の発表は早くても数日後になります。当然，結果が気になるのですが，発表当日までの間，不安を抱えたまま生活することはとても苦痛です。そんなときに，「どうせ試験は終わっちゃったんだし，試験のことなんか忘れて楽しく過ごそう」としたなら，そこでは否認という心のメカニズムが働いたことになります。この場合，否認という心の働きによって，発表までの間を健康的に過ごすことになるため，否認はプラスの方向に働いたと理解することができます。

　しかし医療の場面で，例えば，2型糖尿病の方にこの否認という心のメカニズムが働いた場合には，しばしば血糖コントロールの悪さとして現れてきます。試験の発表前の否認であっても，発表当日は現実を見つめなけ

ればいけないのですが，病気，とくに糖尿病や高血圧などといった慢性疾患の場合には，治療上，なるべくこの否認という心のメカニズムを起こさせないか，早期に対処することが必要になります。

　薬剤師として糖尿病の患者さんの服薬援助にあたっているときに，どんなに丁寧に運動・食事および服薬管理の必要性を説明しても，一向に生活習慣や服薬状況が改善されず，結果として高血糖が続いている患者さんに出会うことは珍しいことではありません。こうした状況が続くと，「口ばっかりで，なんて無責任な人なんだろう」「もう勝手にしてよ」などといった感情がわいてくるものですが，このとき，「もしかしたら，病気への不安が強くて否認という心のメカニズムが働いているのかもしれない」と理解できたなら，そのストレスに注目した介入が可能になるかもしれません。これについては，症例を通して具体的に理解してみましょう。

症例

57歳，女性（身長155cm，体重56kg）
家族歴：父親 − 2型糖尿病
既往歴：特記すべきものなし
現病歴：52歳時，検診にて高血糖を指摘されたが，そのまま放置していた。その後，58歳時に口渇・多尿・多飲・倦怠感・手足のしびれ・視力低下を訴えて受診となった。このときの検査結果は，血糖536mg/dl，HbA1c 14.5％，体重59kgあり，すぐに教育入院となった。同時にインスリン療法が開始され，これに伴って，看護スタッフによる自己注射の指導および，薬剤師によるインスリンの効果と低血糖発作への対応についての説明がなされた。こうした説明を受けるときの患者の対応は極めてまじめであったが，実際の行動はそうした態度に反していた。治療への積極性は極めて低く，例えば，スタッフの前でも平然と菓子を食べていたり，売店で弁当を買ったりすることもあった。また，ほかの糖尿病患者が院内を散歩していても，自分とは関係がないかのようにテレビを見たり，糖尿病教室でもよく居眠りをしたりしていた。薬の自己管理も悪く，注射の時間が来ても，促されなければ注射することはなかった。医師から病気の告知を受けたときにはひどく落ち込んで泣き叫んだという経緯があること，さら

> に病気説明はすでに何度も行われていることから，病気であることは理解されているはずであった。

　臨床現場でこのような患者さんに出会うことは決して珍しくはないのですが，いずれのスタッフも，そのつど対応に困惑しているのも事実です。そして結論として，「再教育をしてみようか」「合併症の怖さを強調してみようか」ということになるのが常です。しかし，それでも患者さんの行動に変化がみられるのは入院中だけか，入院中ですら治療への抵抗が続くことさえあることは，糖尿病患者の治療に携わる者なら経験的によく知っていることでしょう。
　ではいったいどうしたらいいのでしょうか。
　こうした場面ではまず，患者さんの心理状態を理解するための面接を行い，もしそこで「否認」という心のメカニズムが働いているかもしれないと評価されたならば，現実と向き合うための介入を行っていきます。

面接

【薬剤師】こんにちは，薬剤師の〇〇といいます。糖尿病の治療はなかなか大変だろうと思います。そこで今日は，△△さんが治療をうまく続けていくためのお手伝いをさせていただこうと思って来ました。少しお時間をいただけますか。
【患　者】いいですよ。でも，薬剤師ってそんなこともするの？
【薬剤師】もちろんです。とても大切なことですから。
　　　　　ところで，△△さんは，現在の入院治療で何か困っていることはありますか。
【患　者】別にないねぇ。どこかが痛いわけでもないし。ちょっとお腹は空くけどね。
【薬剤師】カロリー制限があったのですよね。
【患　者】そう，1400カロリーだからね。でも，ちゃんとやっているわよ。
【薬剤師】糖尿病という病気については，以前から知っていましたか。
【患　者】もちろん。だって，私の父親はそれで死んだんだから，誰より

　　　　　　もよく知っているのよ。
【薬剤師】お父さんが？
【患　者】そう。昔のことだから，まったく治療しなくってね。目が見えなくなって，よくヤケになってどなっていたわ。
【薬剤師】そうだったんですか。
【患　者】でも，まさか私までが同じ病気になるなんて思わなかった。私も死ぬのかな。合併症で目が見えなくなるのかな。
【薬剤師】お父さんと同じになるのではないかと不安なんですね。
【患　者】……。
【薬剤師】おつらいでしょうが，先生から病気を告げられたときのことを思い出して話していただけませんか。
【患　者】まさか自分がと思って，ものすごくショックだった。頭の中が真っ白になってしまって。
【薬剤師】まさか自分が糖尿病になるなんて…と？
【患　者】そう。ちゃんと自分でやらなければとわかってはいるんだけどね。でも，今は完璧にやるエネルギーが出てこないのよ。
【薬剤師】完璧にやろうと考えているのですか。
【患　者】だって，この病気は運動も食事も薬も，すべて自己管理しなければならないでしょう。
【薬剤師】もし今，全部自己管理することが無理だと感じられるなら，どの部分ならできそうですか。
【患　者】（思いがけない提案に驚いたようすを示しながら）食事や薬は人任せにできても，運動は自分でやるしかないからね（笑）。
【薬剤師】とってもいい提案だと思います。今のことをほかのスタッフとの話し合いの中で検討してみたいのですが，少しお時間をいただけませんか。
【患　者】私のために，みなさんが話し合いをしてくれるんですか。
【薬剤師】もちろんです。これからも，ひとりで頑張るのではなく，みんなでよい知恵を出し合っていきましょうよ。いえ，ぜひそうしてほしいのです。お願いします。

> **チーム・カンファレンスにて**
>
> ●面接によって理解できたこと
> ① この患者さんには糖尿病に対する強い恐怖感が潜在している。
> ② 病気を認めることの怖さを,「完全でなければ無意味である」との理由におきかえている。
> ●療養目標の設定
> ① 運動は患者さんの自己管理で行う。
> ② 注射時間は看護スタッフが呼びかける。
> ③ 栄養指導は一時中止とする。

　患者さんとは，1週間単位で新たな目標を設定し，それをクリアしていくことが合意され，運動・食事・薬物療法が再スタートしました。しかし，その後の患者さんは，運動療法のみならず注射の管理にも積極的な姿勢をみせるようになりました。

　病気への否認の存在は，患者さんが病気をどのようにとらえているのかという点を聞くことで理解できることが少なくありません。この場合，例えば，「最初に告知を受けたときの感情」「病気のイメージ」などの質問をすることが考えられます。こうした場面では，病気への否定的な感情が語られることが多いのですが，それはすなわち，病気と向き合うことを意味します。これは「現実検討」といわれます。

　治療に抵抗を示す患者さんには，患者固有の病気への思い入れや治療継続への心理的抵抗があることが多いのですが，例示した面接は，これらを言葉として語らせることに成功したことになります。治療への抵抗が言葉にできれば，つまり治療を受け入れられていない自分を意識することができれば，多くの場合，次のステップへ進むことができるようになります。

> **NOTE**

服薬するから病気？

　私たちの中には，「病気になったら薬を飲む」という考えがあります。これは正しいことなのですが，患者さんの中には「薬を飲んでいるから病気である」というような逆説的な思いが少なからずあることに注意する必要があります。なぜならば，この考えが強くなることによっても，服薬や治療の中断が起こってくるからです。

　糖尿病患者さんの会など，患者さんが集まる場面では，ひとりの患者さんが「私は2型糖尿病の患者ですが，運動と食事療法のみで血糖コントロールができています。まだ，服薬やインスリンによる治療は受けていません」と言い，次の患者さんが「私も2型糖尿病の患者です。私は服薬をしていますが，まだインスリンの治療は受けていません」と続く。そして3番目の患者さんが「私はすでにインスリン治療を受けています」と言ってうつむくといった場面をよく経験します。

　ここでは，薬や注射が病状のバロメーターとして使われていることがわかります。こうした発想は，「薬を使わなければ患者ではなくなる」という考えに変わり，拒薬の理由となることも少なくないのです。

　1型糖尿病の患者さんの場合でも，医師が治療上の必要に応じてインスリンの単位を上げると，ひどく落ち込む患者さんが少なくありません。患者さんにとっては，「必要な量」への関心より，薬が増量されたことへの敗北感のほうが強く意識されるのです。

　患者さんの中にわずかでも治療抵抗がみてとれたなら，患者さんのもっている「薬へのイメージ」について問い，じっくり患者さんの感情を聴いていきたいものです。多くの患者さんは，話すことによって自分の中の不合理な考えに気づき，それを訂正することができるようになるものです。

■不安を和らげるための心のメカニズム −置換−

不安を和らげるための心のメカニズム　置換

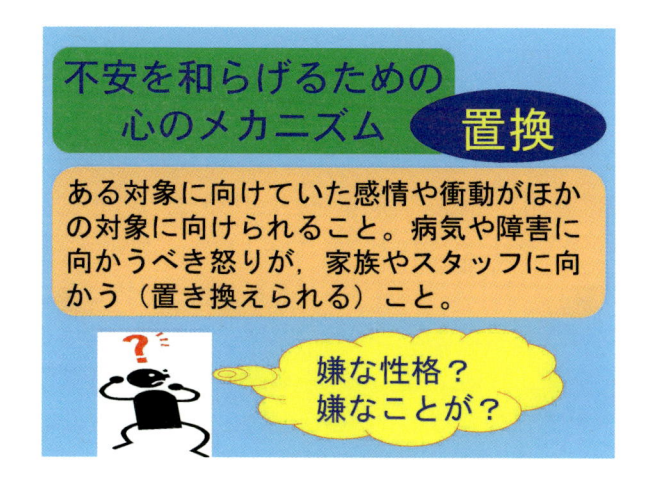

ある対象に向けていた感情や衝動がほかの対象に向けられること。病気や障害に向かうべき怒りが，家族やスタッフに向かう（置き換えられる）こと。

嫌な性格？
嫌なことが？

　「置換」とは，ある対象に向けられていた感情や衝動が，ほかの対象に向けられることをいいます。例えば，病気への強い不安に伴って怒りの感情が起こってきた場合，本来それらの感情は病気や障害に向かうべきです。しかし，病気や障害と向き合うことによって，さらに不安が喚起されるような状況では，心が不安を和らげようとして置換という形で働くことがあります。怒りの置換は，いわゆる八つ当たり的な攻撃として観察されることになるのですが，そうしたネガティブな感情が身近にいる家族や医療スタッフに向けられることは少なくありません。ここでこうした感情が起こった理由を理解できなければ，攻撃を向けられた者は無用に傷つくことにもなります。

　患者さんに怒りの置換が働いた場合，ついその言動に巻き込まれてしまうことも事実です。こうした患者さんの言動に巻き込まれないためには，その言動が起こるまでのプロセスに注目することが必要になります。これによって，置換の存在を理解できるようになるからです。

　実習や実際の業務の中で，患者さんの言動に対してひどく腹が立ったり，あるいは不合理なほどに自分を責め，時に「薬剤師なんて辞めてしまおうかな」などと感じたり，「でも…」「だって…」と言い訳ばかりが出てしま

ったり，ということは，しばしば体験することだろうと思います。しかし，患者さんが医療スタッフに感情的な言動をぶつけてくることは決して珍しいことではありませんから，そのたびにいらだったり悲しくなったりしていてもきりがありません。また，専門職としてはあまり評価される対応とはいえません。

　例えば，診療の待ち時間が長かった患者さんから，「ちょっと薬剤師さん，この病院はなんでこんなに患者を待たせるんだ」「予約なんてあってもなくても同じじゃないか」など，さまざまな感情が向けられることはよくあることです。こうした場面では，「診察の待ち時間が長いのは私のせいじゃないわ」「予約制にしたのは私ではないんだからしょうがないじゃない」など，すぐにでも言い返したくなることも事実でしょう。あるいは，「すみません」と謝りながらもついつい語尾に力が入ってしまったり，表情が引きつってしまったり，あるいは個人的な攻撃を受けているように感じられてひどく落ち込んでしまったりすることもあるでしょう。これが，患者さんの言動への「巻き込まれ」といわれる状況です。しかし，プロとしては，患者さんの言動に巻き込まれないようにしなければなりません。

　ところで，なぜ私たちは相手の言動に巻き込まれてしまうのでしょうか。いいかえれば，どのようにしたら巻き込まれないようにすることができるのでしょうか。

　実は，私たちが相手の反応に巻き込まれるのは，相手の「言動」という最終的な結果のみに目を向けるからです。ここでは一歩引いて，「なぜ，この患者さんは，今ここで，このような言い方で，薬剤師である私に抗議をしているのだろうか」というように考えるようにします。つまり，患者さんの言動が「結果」とするならば，その結果が出るまでの「プロセス」について考えてみるのです。そうすると，「そういえば，この患者さんは他院でがんの告知を受けてここへ来たんだった。今は，うつ状態でイライラしているのかもしれない」「今日は外来がひどく混んでいたから，いつにもまして，ひどく待たせたのかもしれない」「病状が悪くなっているのかもしれない」などといった状況が理解できるかもしれません。

　つまりここでのポイントは，「結果」をみて（聞いて）それを評価するのではなく，その「プロセス」に注目することです。プロセスが理解され

ると，患者さんの言動も了解できるようになります。つまり，一歩引くことによって，置換の存在を確認するのです。
　では，こうした置換へはどのように対応したらよいのでしょうか。ここでは，患者さんの感情を代弁することを目標にします。

【患　者】どれだけ待たせたら気がすむんだよ。
【薬剤師】すみません。待たされるのは本当につらいですものね。

　患者さんの立場に立って患者さんの気持ちに「共感」し，それを伝えていきます。ポイントは，患者さんの立場からその感情を表現すること，代弁することです。

【薬剤師】本当にすみません。予約なんてあってないようなものですよね。

　時には一緒になって愚痴をこぼしてあげることも効果的であったりします。ここでの目標は，病院や体制への悪口を言うことではなく，患者さんの心につまっている感情を吐き出させるための手伝いをすることです。
　また，プロセスに注目するということは，単に「巻き込まれない」ためだけのスキルではありません。感情をぶつけてくる患者さんの言動には，治療上，実に有用な手がかりが隠れていることが少なくないため，それを慎重に分析し評価するという点からも有用な方法となります。「抑うつ的」「実際に待たせてしまった」「体調が悪い」というような患者さんの状態を把握することは，医療スタッフにとっては大切な仕事のひとつです。
　実際にスタッフに感情をぶつけてきた患者さんの話を聞いてみるとわかるのですが，そこでは多くの患者さんが，「こんなことは言ってはいけないんだとわかってはいても，調子が悪かった（あるいは，病気になったことへのイライラ感）からどなってしまったんです」と，その患者心理について教えてくれるものです。
　薬剤師もひとりの人間ですから，身に覚えのないことでどなられたり，理不尽な不満を向けられたりすれば腹が立つのは当然です。しかし，だからといってどなり合ってみたところで，双方の気持ちが晴れるわけではあ

りませんし，医療スタッフとしての十分な対応ともいえません。どんなときでも，医療の中の専門職として，各専門職に求められることは何か，という基本を忘れずに，患者さんの心身の状態に注意を向けていたいものです。そしてさらに重要なことは，患者さんは薬剤師を安心できる職種だと感じているからこそ感情をぶつけられるのだということです。

MEMO

■不安を和らげるための心のメカニズム－知性化－

不安を和らげるための心のメカニズム　知性化

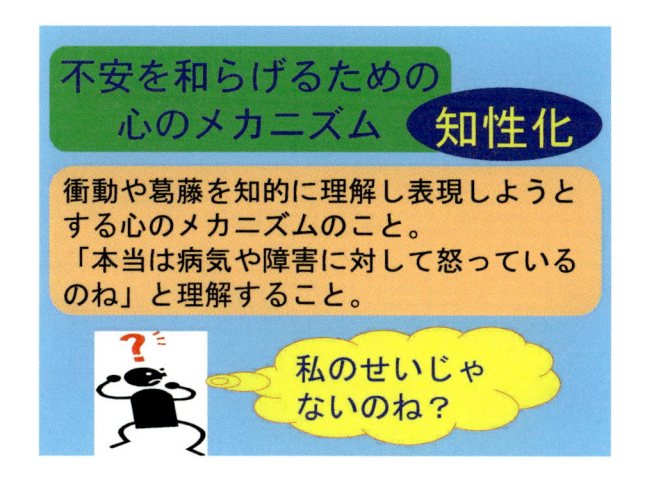

衝動や葛藤を知的に理解し表現しようとする心のメカニズムのこと。
「本当は病気や障害に対して怒っているのね」と理解すること。

私のせいじゃないのね？

　「知性化」という心のメカニズムは，ストレスに伴う感情を知的に理解することをいいます。置換のところで説明したような，患者さんから怒りをぶつけられた場面で，「本当は病気や障害に対して怒っているのね」といった理解のしかたは，知性化という心のメカニズムを働かせた結果ともいえるのです。
　反対に患者さんにこの知性化が働いた場合には，話し方が妙に理屈っぽかったり，感情的，情緒的な感じがなく冷たい口調になったりすることがあります。こうした患者さんに出会った場合，良い関係がとれないことにあせりを感じたり，落胆したりすることが少なくないのですが，ここでも，患者さんが知性化という心のメカニズムを働かせなければならないほどの何らかのストレスを抱えているのだと理解することは，患者心理の理解のひとつの方法となります。
　良い関係，つまりラポール形成のためにも，患者さんのストレスの内容について知り，それに共感することが必要になるのです。ラポール形成が服薬援助の際に重要であることは，すでに何度もくり返し説明していることです。

■不安を和らげるための心のメカニズム －行動化－

> **不安を和らげるための心のメカニズム　行動化**
>
> 言語的な交流をすべきときに，行動でしか表現されない場合のこと。
> 言葉で言えばわかる場面で，怒ってその場を飛び出してしまう場合など。
>
> 自己中？
> 行動化？

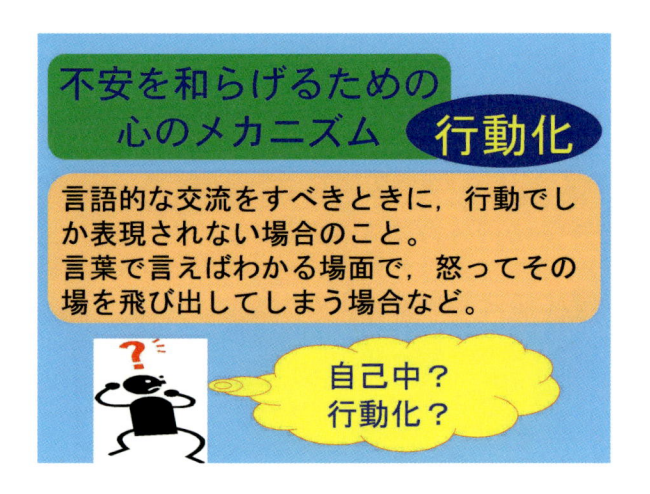

　「行動化」とは，言葉によって交流すべきときに行動でしかそれが表現されないことをいいます。例えば，言葉で言えばわかる場面で，怒ってその場を飛び出してしまったり，物を投げつけたりするような状況は，患者さんの行動化というように理解されます。

　行動化は未熟な表現のしかたではあるのですが，ここでも，患者さんにとっては，飛び出すことや物を投げつけることが目的なのではなく，「つらい感情の表現である」と理解することは重要です。飛び出す，物を投げるといった行動のみが評価された場合には，「なんて自己中心的な人かしら」「わがままな人」というような理解に終わってしまうため，その後の対処方法を見つけることができません。しかし，もしここでストレスに伴って行動化という心のメカニズムが働いていると理解されたなら，ストレスの緩和を目標とした対応方法と考えることができるでしょう。

　さて，このような行動化を頻回に示す患者さんに対しては，問題の解決を自分自身で考えられるように援助していくことが効果的です。具体的には，「あなたは今の状態がどうなれたらよいと思いますか」「そのために，あなた自身ができることは何ですか」というように援助していくことになります。

こうした介入に対しても行動化が現れることは少なくないのですが，医療スタッフは常に一貫した姿勢で，根気よく関わっていくことが必要です。確かに行動化は，あまり合理的な不安の緩和方法とはいえませんが，今の患者さんがそうした方法でしか心を安定させることができないのであれば，成長を待つのも医療スタッフの重要な役割ではないでしょうか。

　もちろん，行動化が自分や他人を傷つけるような内容にエスカレートするような場合は例外です。こうした場面では，精神科医などの専門家の介入が必要になります。

■不安を和らげるための心のメカニズム－退行－

> **不安を和らげるための心のメカニズム　退行**
>
> ストレス状況が強く長く続いたときなどに，それ以前の発達段階に戻り，退行的に行動することによって心が傷つくことを守ろうとする心の働き。
>
> わがまま？　退行？

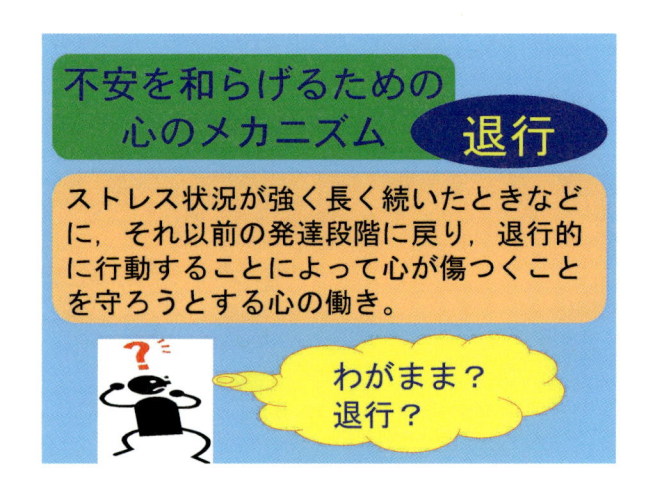

　人は段階を経て人格を形成・成熟させていくのですが，何らかの強いストレスに遭遇したり，あるいはストレス状況が長く続いたりする場面では，それ以前の発達段階に戻って，つまり退行的に行動することによって，ストレスに伴う不安を緩和させようとすることがあります。これが「退行」と呼ばれる心のメカニズムですが，わかりやすくは，「子ども（赤ちゃん）返り」のようなものであり，具体的には，すねたり，甘えたり，依存的になったりする行動で現れてきます。

　病気になった子どもがわがままになったり，今までできていたことが急にできなくなったりするようなことは日常的に観察されます。しかし，こうした現象は子どもにのみ起こるものではありません。

　入院という状況を考えた場合，子どもにとっては親との分離や治療に伴う苦痛などが大きなストレスとなります。もちろん，大人でも家族と離れることは楽しいことではありませんし，治療の苦痛も感じるのですが，子どもよりも我慢できることは確かです。

　しかし，入院治療の中では，例えば，今日会ったばかりのスタッフに対してさえも，治療上の必要によって全裸を見せなければならなかったり，状況によってはおしめをあてがわれたりすることにもなります。あるいは，

大便や排尿など，明らかにプライベートなことを聞かれたり，答えたりすることにもなります。こうした状況は，通常の生活では考えもよらないことであり，大きなストレスになることは想像に難くありません，そしてこうしたストレスは，大人だからこそ感じるものでもあるのです。

多くの方は，病気なんだからしかたがないと理解しながら，何とかやり過ごしているのですが，それでストレスがなくなるわけではありません。このようにみていくと，入院に伴うストレスは，大人にとっても相当程度に大きいことが理解できるでしょう。こうした場面で，退行という心のメカニズムが働いたとしても，なんら不思議ではありません。

病院で働いていると，こうしたストレスの存在について無頓着になってしまうものですが，患者さんの立場からそのストレスの大きさを理解する努力は常に忘れないでいたいものです。

■不安を和らげるための心のメカニズム－合理化－

不安を和らげるための心のメカニズム　合理化

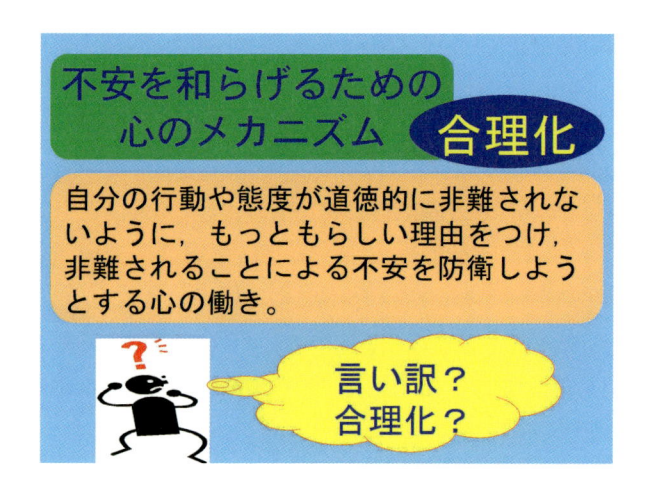

自分の行動や態度が道徳的に非難されないように，もっともらしい理由をつけ，非難されることによる不安を防衛しようとする心の働き。

言い訳？
合理化？

　「合理化」とは，自分の行動や態度が道徳的に非難されないように，もっともらしい理由をつけ，非難されることによる不安を和らげようとする心のメカニズムのことです。これは，自分の失敗や他人にかけた迷惑行動への言い訳をするような形で現れます。

　アルコールによって肝機能障害を起こしている患者さんが，飲酒を中止するよう言われても，「仕事が大変だから」「つき合いでしかたがないから」などと言って，飲酒行動を正当化することは珍しくないのですが，これなどはまさに合理化といえるでしょう。

　こうした場面では，「そうだったんですね」「大変なんですね」というように，合理化を支持してはいけません。ここでは，「この患者さんは，飲酒してしまったことへの罪悪感があって，合理化という心のメカニズムを働かせているんだな」と理解したうえで，「どのようにしたら，仕事が大変でも，つき合いで誘われても，飲酒をせずにすむかを考えてみましょう」というように，問題を患者さん自身に返していくことが必要になります。さらにいえば，「では，その方法で，まずは１カ月間だけやってみましょう」というように達成可能な目標設定を提案できたなら，患者さんの治療へのモチベーションはさらに高くなるかもしれません。

ところで，一般病棟に入院中の患者さんには，アルコール関連の問題をもつ方が決して少なくありません。前記の例のようなアルコール性の肝機能障害，あるいは糖尿病といった病気では，入院中，どんなに頑張って肝機能や血糖値を良くしたとしても，退院後の飲酒のコントロールが悪ければすぐにもとに戻ってしまいます。

　とくに飲酒に関していえば，アルコールは薬物ですから，飲酒に関わる問題はやはり薬剤師が担当すべきではないでしょうか。臨床場面で，飲酒行動に関する教育は十分に行われているとはいいがたいのが現状です。こうした点からも，医療の中で薬剤師に期待される課題は多いものと思われます。

■ストレスの存在に気づく

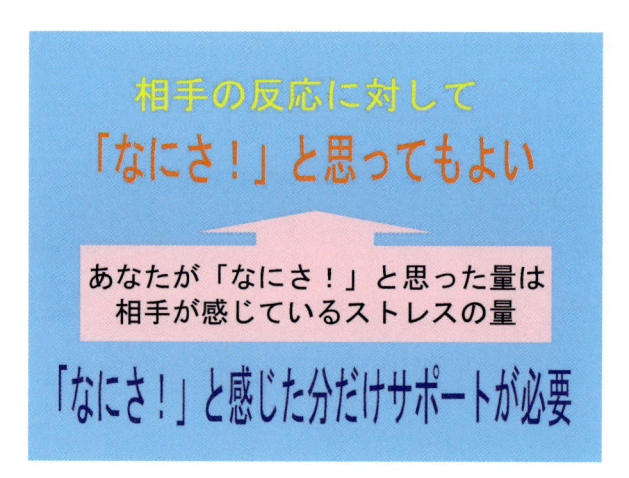

> 相手の反応に対して
> 「なにさ！」と思ってもよい
>
> あなたが「なにさ！」と思った量は
> 相手が感じているストレスの量
>
> 「なにさ！」と感じた分だけサポートが必要

　このセッションでは，患者心理を理解するひとつの方法として，ストレスにさらされ不安が高じた状況で起こる，不安緩和のための心のメカニズムについて学んできました。

　しかし，実際に患者さんから了解不能な言動を向けられると，「なにさ！」と感じてしまうのも事実です。ここに人とのコミュニケーションの難しさがあります。

　一方で，そうした言動を受けて，「なにさ！」と感じることは，とても常識的で健康なことだともいえます。おそらく，一般的なコミュニケーションの中では，「なにさ！」と感じた相手とは，距離をとったり，あるいは不満を伝えたりすることになるでしょう。だからこそ，気が合う仲間もできていくのだろうとも思います。

　しかし医療コミュニケーションでは，「なにさ！」と感じたところで終わってしまってはいけません。その先に，「私が『なにさ！』と感じた量は，患者さんのストレスの量である」と理解することが必要となります。ストレスが強ければ強いほど，心のメカニズムも強く働くことになるため，いっそう不可解な言動が現れてくるものです。つまりそこでは，医療スタッフが「なにさ！」と感じた量と同じだけのサポートが必要になってくるの

です。
　こうした場面では，表面に現れた言動に目を向けていても，その解決方法は生まれてきません。まず，ストレスの存在に気づくことです。ストレスが緩和されたり，緩和する合理的な方法が見つけられたりすれば，無用に心のメカニズムを働かせる必要はなくなるからです。
　薬剤師が患者さんの心理を理解した服薬援助を行うことは，必ずや患者さんのQOLを高め，それによって医療経済も効率化されることになるでしょう。

MEMO

セッション 6 特徴的な反応を示す患者さんへの対応

■ こんな患者さんにどう対応する？

> 復習してみよう
> こんな患者さんに
> どう対応する？

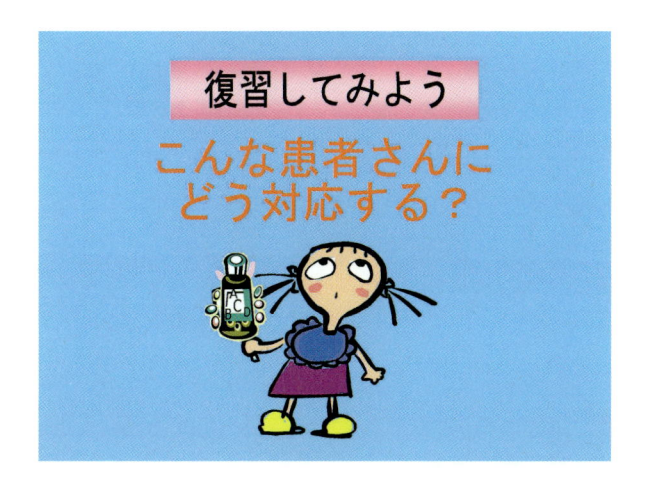

　ここでは，これまで学んできたコミュニケーションスキルを使って，特徴的な反応を示す患者さんに対応してみましょう。

■突然どなりだした患者さん

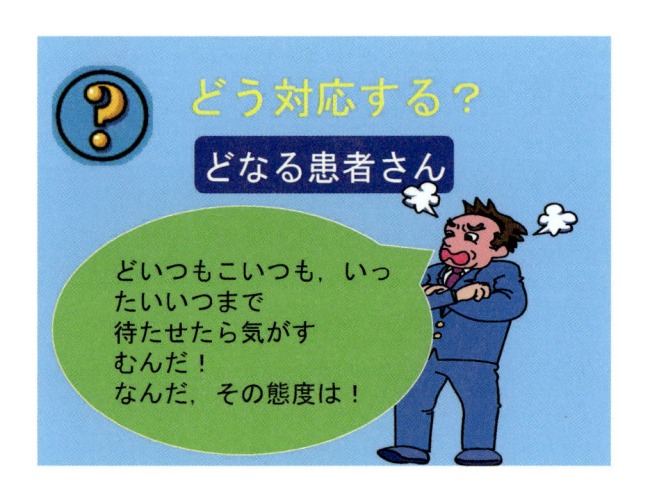

どう対応する?
どなる患者さん
「どいつもこいつも,いったいいつまで待たせたら気がすむんだ!
なんだ,その態度は!」

　薬局の前で,ひとりの患者さんがあなたに向かって,「どいつも,こいつも,いったいいつまで待たせたら気がすむんだ! なんだ,その態度は!」と,突然どなりだしたとしましょう。
　さて,あなたはどうしますか?

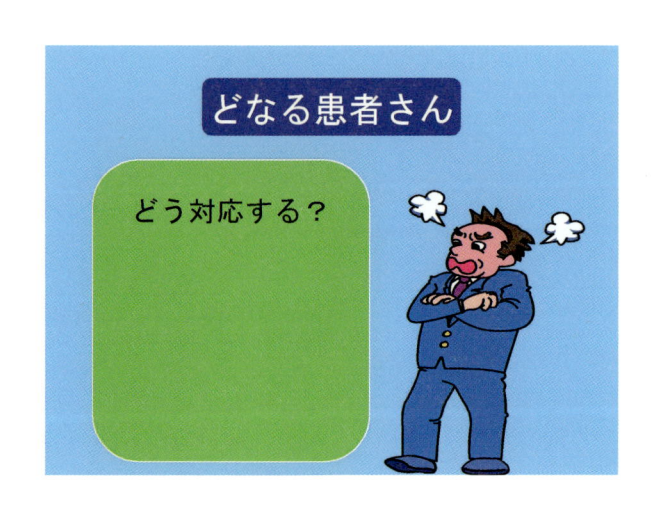

どなる患者さん
どう対応する?

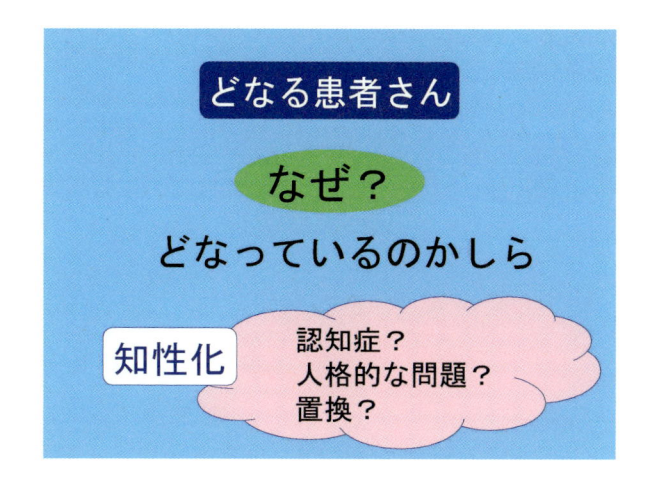

```
┌─────────────────────────────────┐
│    ┌──────────────────┐         │
│    │  どなる患者さん   │         │
│    └──────────────────┘         │
│       ╭────────╮                │
│       │  なぜ？ │                │
│       ╰────────╯                │
│    どなっているのかしら         │
│                ╭────────────╮   │
│   ┌──────┐    │ 認知症？    │   │
│   │知性化│    │ 人格的な問題？│  │
│   └──────┘    │ 置換？      │   │
│                ╰────────────╯   │
└─────────────────────────────────┘

　ここではまず，なぜ患者さんがどなっているのかという点について考えてみましょう。

　そうすると，「認知症の初期では感情が不安定になって，些細な刺激に反応してしまうことがあるよな」「性格的に怒りっぽい人なのかな」「何かいやなことがあって，置換という心のメカニズムが働いているのかな」「私の対応に何か落ち度があったのかな」など，いくつかの理由が浮かんできます。

　そうです。ここではまず，「知性化」によって，状況へ巻き込まれないようにします。そして実際に，状況を客観的に評価していきます。

　評価するといっても，今会ったばかりの患者さんを評価することはできません。しかし，巻き込まれて，それに反論したり説教をしたりしたならば，事態はさらに混乱してしまいます。そうかといって，目の前で文句を言われたなら，やはり感情的になるのも事実です。

　だからこそ，ここでは一歩引くスキルが必要になるのです。多くの場合，こうした場面では，「本当にお待たせしてすみません」というように謝ることになるのですが，仮に同じ言葉を使う場合でも，こちらの感情が高ぶっていると，それは非言語的なメッセージとして届いてしまいます。

　待たせた時間を長いと感じるのか，短いと感じるのかは，患者さんによって異なりますし，また，苦痛の感覚は待たされた環境によっても変わっ
```

てきます。ひとつだけ事実としてあるのは、この患者さんが「待たされた」と感じているということです。ですから、やはりここでは、「お待たせしてすみません」と、心からその苦痛をねぎらうことが必要になるのです。

MEMO

■話し続ける患者さん

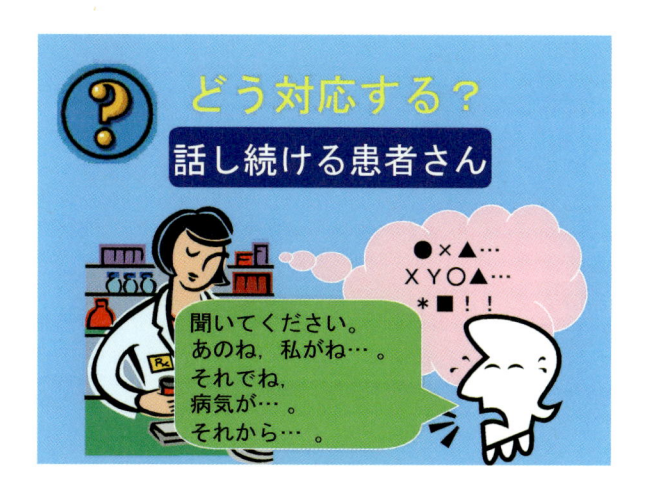

薬局の窓口業務や病棟での服薬援助などで，一方的に話し続ける患者さんを担当することもあるでしょう。こうした患者さんにはどのように対応したらよいのでしょうか。

患者さんの話は十分に聴かなければいけないけれど，ひとりの患者さんにばかり長い時間をかけることもできないし，途中で話を切ったら不快に感じるだろうし，かといって，すでに次の順番の患者さんは待っているし…と，葛藤的になってしまう場面です。

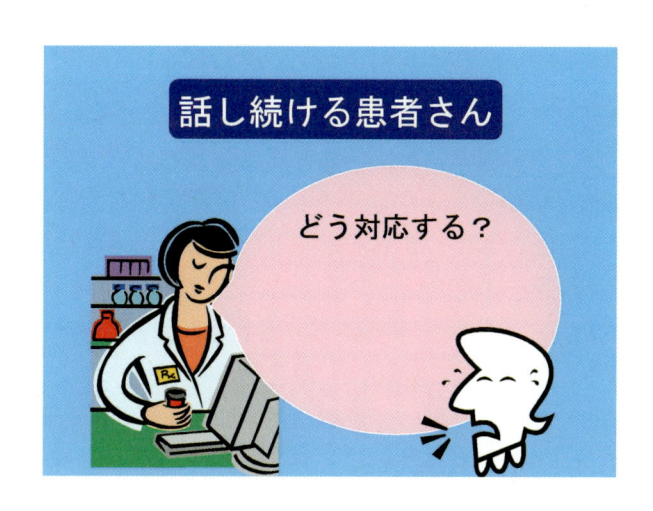

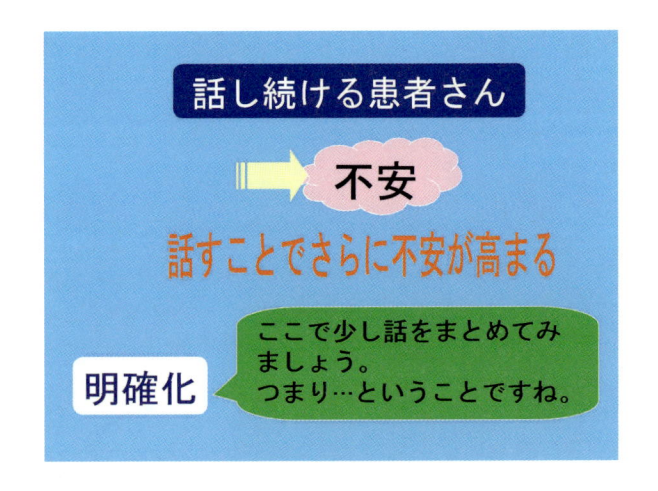

> **話し続ける患者さん**
>
> ⇒ 不安
>
> 話すことでさらに不安が高まる
>
> **明確化** ここで少し話をまとめてみましょう。つまり…ということですね。

　メンタルサポートをするとき，患者さんの話を十分に聴くことは基本です。一方，薬剤師として話を聴くときには，患者さんの話の中に服薬と関係した情報があるかどうかを聴き分けることを忘れてはいけません。話が長いことだけに気をとられすぎていると，重要な情報を聴き漏らしてしまうことにもなりかねません。しかし，ひとしきり話を聴き，服薬に関する情報が出終わったと思ったら，やはり話を切ることも必要です。

　どの患者さんに対しても同質のサービスを提供することは，医療コミュニケーションでは重要です。この場合，患者さんの話を「明確化」すること，つまり，そこまでの患者さんの話を手短にまとめ，同時に「それは大変でしたね」「つらかったですね」「楽しかったですね」というように感情の反映をします。そしてそのあとに，「すみません。もっとお話をうかがいたいのですが，次の患者さんにお薬を渡さなければなりません」と話を切るようにするといいでしょう。あるいは，「では，ほかにお薬のことについて困っていることはありませんか」というように，焦点を当てた質問をすることで，話題を本来のテーマに戻すこともできるでしょう。

　もうひとつ大切なことは，不安の強い患者さんが話し続ける場合です。こうした患者さんの話し方の特徴は，早口でまとまりがないということです。不安の強い方の場合，話しすぎることでいっそう不安が高じてしまったり，まとまりのない話を続けることで「迷惑をかけてしまった」という

ように自分を責めたりすることが少なくないため，メンタルケアという視点からも，さらに積極的に話を中断させることが必要になります。それでも話し続ける場合には，「一度にたくさんのことを話そうとすると，かえって不安になってしまうものです。少し時間をかけて話を聴いていきたいと思います」というように告げ，次の機会を設定するようにします。

　傾聴しなければいけないという考えにとらわれてしまうと，話を切ることができなくなってしまいます。患者さんの話を傾聴する目的はQOLを上げることですから，聴きすぎることによって患者さんにマイナスの効果が出るのであれば，意味のないことになってしまいます。

MEMO

■「あの先生，怖そうだから…」

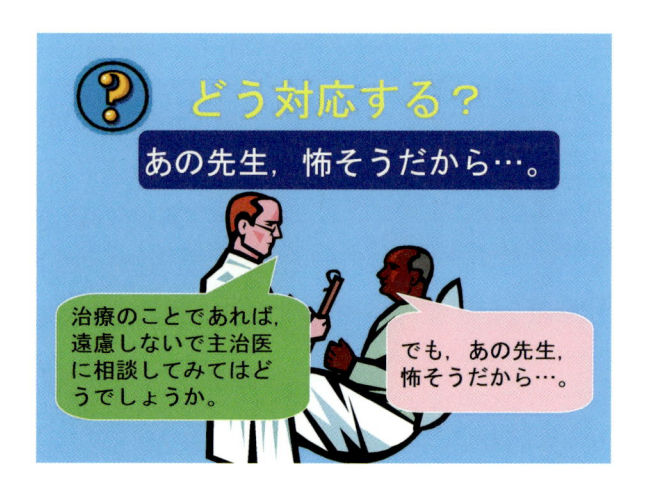

患者さんから，検査結果や治療方針などについて知りたいと相談をされたら，医師に相談することを勧めます。もちろんその内容によって紹介する先は異なります。しかし，そのとき患者さんから，例えば「あの先生，怖そうだから相談できない」と言われたら，どう答えたらいいでしょうか。

ここでは患者さんの話を引き出すこと，そして患者－医療スタッフ関係が良好になるようなサポートをすることが必要になります。

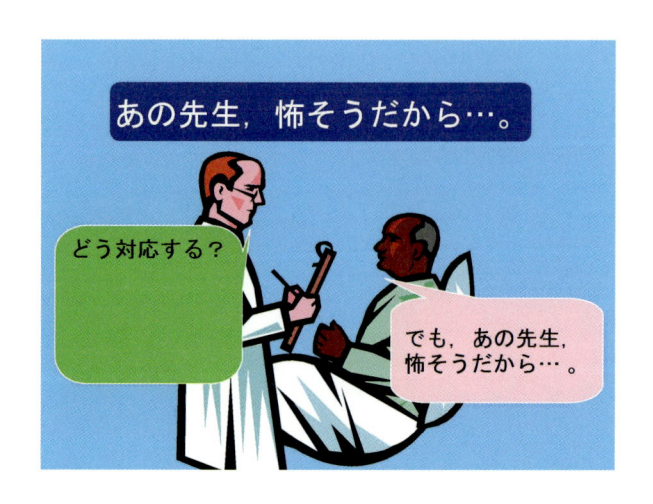

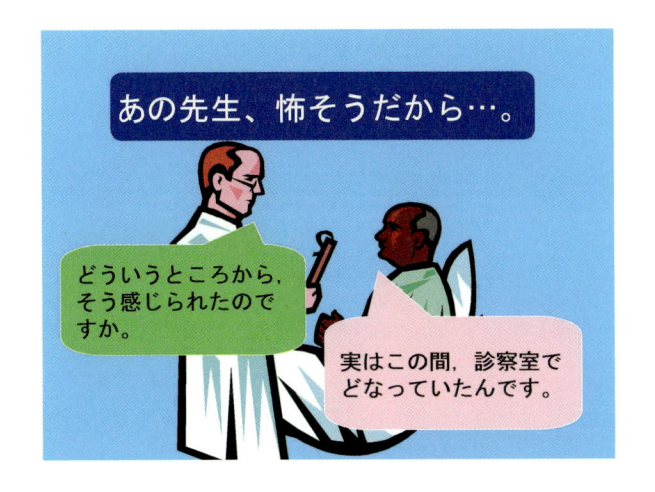

ここで,「そんなことはありませんよ」と言ってしまうと,話はそれで終わりになってしまいます。患者さんは心の中で,「あなたは怖くないだろうけど,私は怖いのよ」とつぶやくだけです。しかし,患者さんに話を続けてもらうことは重要です。その場合,「どんなところが怖そうに感じられるのですか」と,焦点を当てた質問をしてみるのはどうでしょうか。この質問によって,患者さんは自分の中にある医師のイメージや医師との関係性などについて話すことになります。ある患者さんは,「あの先生,この間,診察室でどなっていたんです」と答えるかもしれません。そこで例えば,「ああ,あの先生は治療にとても熱心だからですよ。だからむしろ○○さんの相談はとても喜ぶと思いますよ」と伝えることができたならば,患者さんの医師に対する緊張感は緩和され,さらに医師－患者関係も促進されるでしょう。

実は,患者さんの「怖そうだ」という言葉は,「イエス／ノー」で答える質問でもあるため,つい「怖い／怖くない」というように返事をしてしまうのですが,それでは話が広がっていきません。

当然患者さんは何らかのプロセス(経験)によって,「怖そうだ」という結果を出したのであり,そうした結果を変更させるためには,プロセスを知ることが必要になります。そこで,「なぜそう感じたのですか」といった質問が有効になるのです。

■「私は死ぬの？」と聞かれたら

どう対応する？
「私は死ぬの？」と聞かれたら

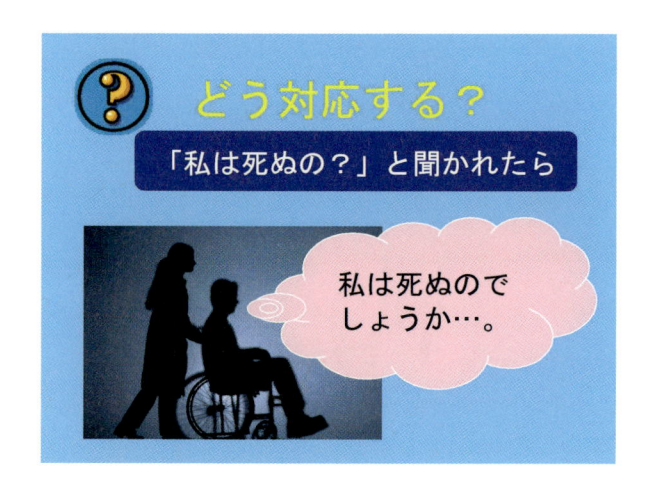

　　私は死ぬのでしょうか…。

　患者さんから「私は死ぬのでしょうか」と聞かれたら，しかもその患者さんには実際に残された時間があまりないとしたら，どのような言葉をかけたらいいのでしょうか。実際，こうした質問がコ・メディカルスタッフに向けられることは少なくはありません。
　さて，あなたはどのように答えますか。

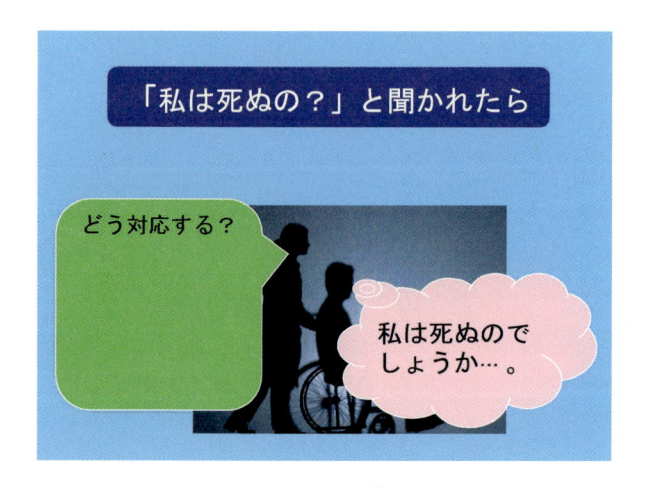

「私は死ぬの？」と聞かれたら

どう対応する？

私は死ぬのでしょうか…。

「私は死ぬの？」と聞かれたら

① 大丈夫ですよ。頑張らなくてはダメじゃないですか。
　→「そんなこと言われても頑張れないからこんな気持ちになるんです」
② どうしてそんな気持ちになるのですか。
　→「そんなこともわかってくれないんですか」
③ そんなこと心配しなくていいんですよ。
　→「あなたにとっては心配じゃないでしょうね。でも私にとっては一大事なんです」

患者さんの心は閉じてしまう

　患者さんから「私は死ぬの？」と聞かれたとき，よくある返事のひとつは，「大丈夫ですよ。頑張らなくてはダメじゃないですか」という無意味な保証です。しかし，この返事を受けた患者さんの多くは，「そんなこと言われても，頑張れないからこんな気持ちになるんです」という気持ちになるようです。もうひとつの返事は，「どうしてそんな気持ちになるのですか」というような，とぼけた問いかけです。しかし，この返事を受けた患者さんの多くは，「そんなこともわかってくれないんですか」と腹立たしく感じるようです。さらに，「そんなこと，心配しなくていいんですよ」といった意味のない励ましに対して患者さんは，「あなたにとっては心配じゃないでしょうね。でも私にとっては一大事なんです」と感じて，いっそう悲しくなるようです。いずれの返事に対しても，患者さんの心は閉じてしまうことになります。

　では，このような場合にはどのように対応したらいいのでしょうか。

　ここでは，まさに共感と傾聴といった基本的なスキルが有効に働きます。いいかえれば，このようなシビアな質問であっても，基本的なスキルがきちんと身についていれば対応できるということです。

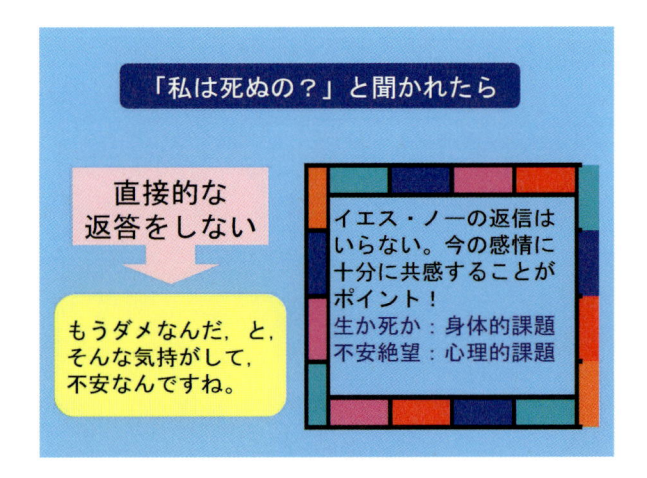

「私は死ぬの？」と聞かれたら

直接的な返答をしない
→ もうダメなんだ、と、そんな気持がして、不安なんですね。

イエス・ノーの返信はいらない。今の感情に十分に共感することがポイント！
生か死か：身体的課題
不安絶望：心理的課題

　まず，患者さんの心の声に耳を傾けましょう。患者さんの立場から患者さんの話を聴くことです。患者さんは何を訴えようとしているのでしょうか。また，患者さんの質問は閉ざされた質問形式ですが，患者さんは「イエス／ノー」の返事を求めているのでしょうか。
　傾聴できたら，今度は患者さんの気持ちに共感してみましょう。今，患者さんはどんな気持ちでいるのでしょうか。
　傾聴し，共感できたら，今度はそれを伝えてみましょう。
　患者さんの「私は死ぬの？」といった短い言葉の中に，「薬剤師さん，私はもうダメなんでしょうか」「死ぬのかもしれないと考えるほどつらいんです」「死ぬかもしれないと考えたら不安なんです」といったメッセージを読みとることができましたか。
　「私は死ぬの？」といった質問に対して「イエス／ノー」の返事をするのは，身体的な課題について話しているときです。しかし，ここでは心理的な課題を扱っているのですから，患者さんの感情に共感することが必要になります。つまり，「もうダメかもしれないと感じるほど，調子が悪いのですね」「もうダメかもしれないと感じられて，不安なんですね」といった返事が，患者さんの感情を反映することになるでしょう。
　さらに事態が切迫しているような状況，つまり，かなり身体状態が悪い中で同様の質問を受けることがあります。こうした場面では，次のように

伝え，「あなたはひとりではない」ことを保証することもメンタルサポートとなります。ここでは，「敵は手強いようですから，みんなで力を合わせていきましょう」。あるいは少し長くなるのですが，「病気の治療には山と谷があるようです。今はちょうど谷底にいるような気持ちかもしれません。だとしたら，そこは私たちスタッフが頑張る場面です。○○さんはじっと体力を蓄えていてください。そして，登り口が見えたら，またみんなで登っていきましょう」というように伝えてみてください。

　　　　　　　❏　　　　❏　　　　❏

　さて，ここで紹介した患者さんへの対応のしかたですが，これらは必ず，声に出して練習してください。頭の中でイメージできても，実際の場面で使えることはほとんどありません。
　ちなみに筆者は何十回となくこれらの言葉をくり返し練習したものですが，それでも実際の患者さんに出会うたびに，十分に共感を伝えられただろうか，患者さんをサポートできただろうかと反省したものです。

■患者さんを「対応困難」と判断しているのは誰？

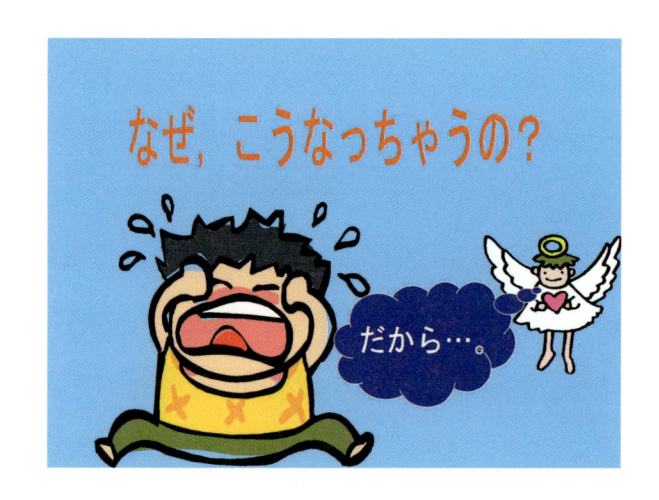

　薬剤師として患者さんの話を一生懸命に聴き，そして誠意を込めて対応しているにもかかわらず，患者さんから「わかってくれない人」といったメッセージが送られてしまうこともあるでしょう。なぜ，そうなってしまうのでしょうか。

　「対応困難な患者」についてはこのセッションの最初でも少し触れましたが，ここで再度，考えてみたいと思います。

　この対応困難な患者さんについて考える場合，まず，いったい誰が「対応困難」と評価しているのかということを明確にしなければなりません。この場合の主語は「私」であることに注目してください。

　ここでは，「私は，目の前の患者さんの対応に困難している」ということになるため，問題は患者さんの側だけに求められるものではないことが理解されます。つまり，薬剤師であれば，患者さんと薬剤師との「関係性」に注目しなければ，これらの問題を十分に解決することはできないのです。そこでここでは，患者－薬剤師の関係について考えていきたいと思います。

■心のすれ違いをなくすには

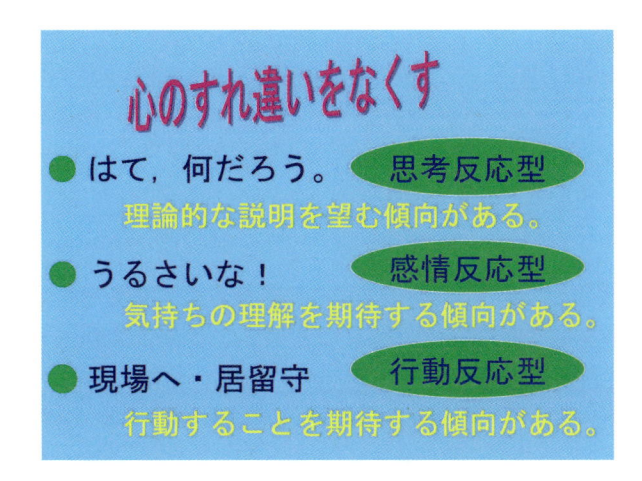

心のすれ違いをなくす

- はて，何だろう。　　思考反応型
  理論的な説明を望む傾向がある。
- うるさいな！　　感情反応型
  気持ちの理解を期待する傾向がある。
- 現場へ・居留守　　行動反応型
  行動することを期待する傾向がある。

　今あなたは自宅の静かな部屋で，昨日までの忙しさで疲れた体を癒しながら，大好きな音楽を聴いているところです。家族はみんな外出しています。ですから，用事を頼まれることもありません。しばらく音楽を楽しんでください。
　突然，「ピンポーン」と玄関のベルが鳴りました。
　さて，あなたは…。

　最初にあなたは何かを考えましたか。何を感じましたか。あるいは，何らかの行動をとりましたか。
　「はて，何だろう。誰だろう」と感じた方。
　「うるさいな」と感じた方。
　とにかく玄関へ行ったり，インターホンへ出たり，あるいは居留守を使った方。
　さて，あなたはどのタイプでしたか。

　このような突然の出来事に対する人の反応のしかたには，大きく分けて，①思考反応型，②感情反応型，③行動反応型の3つのタイプがあるといわ

れています。

　例えば，先の例でいえば，玄関のベルを聞いて「はて，何だろう」などとまず考えてから行動した方は，①の思考反応型。これに対して，「うるさいな」「まったく」などの感情が先に起こった人は，②の感情反応型といわれます。さらに，すぐに現場に行ったり，あるいは居留守を使ったりした方は，何らかの行動が先にあるという意味で，③の行動反応型といわれます。

　当然，このような反応型は患者さんの側にもあるのですが，医療コミュニケーション場面では患者さんの特徴を評価するだけでなく，自分自身の反応のしかたを知っていなければなりません。両者の特徴を理解することは，お互いの心のすれ違いをなくすために重要な情報となるでしょう。

　日常場面ではよく，「あの人には話しやすい」「えーっ，そう？　私は苦手だけどな」といった会話が聞かれます。どうして，こういうことが起こるのでしょうか。

　一般に思考反応型の人は理論的な説明をされることを望むのに対して，感情反応型の人は理屈ではなく気持ちをわかってくれることを期待するといわれています。また行動反応型の人は，とにかく一緒に行動してくれることを強く願う傾向があるようです。

■「薬の数が多くて…」と言われたら

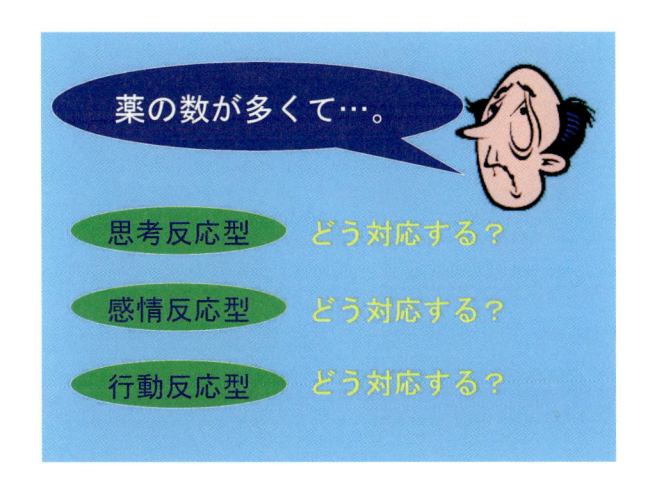

```
薬の数が多くて…。

思考反応型   どう対応する？
感情反応型   どう対応する？
行動反応型   どう対応する？
```

　では，思考反応型の患者さんから「薬の数が多くて…」と言われたら，どう対応したらいいでしょうか。あるいは，感情反応型，行動反応型の患者さんであったらどうでしょうか。
　ここでは，患者さんが「この薬剤師さんに話してよかった」と感じられるような対応をすることが目標になります。2人組になって，実際にロールプレイをしてみましょう。

●思考反応型の患者さんへの対応は？
....

●感情反応型の患者さんへの対応は？
....

●行動反応型の患者さんへの対応は？
....

■常に柔軟な姿勢で事態を評価する

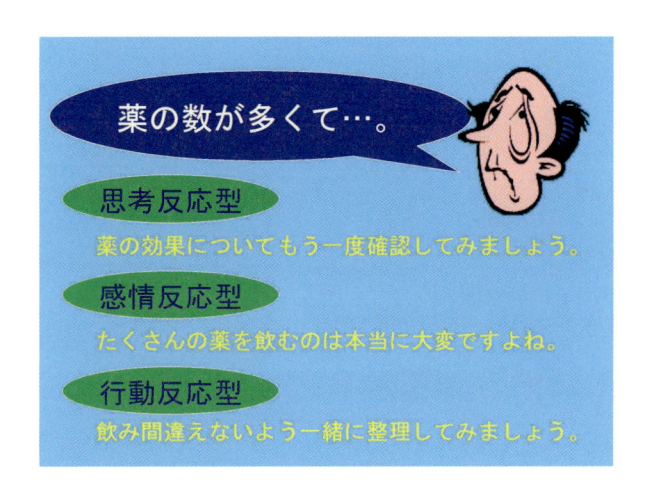

薬の数が多くて…。

思考反応型
薬の効果についてもう一度確認してみましょう。

感情反応型
たくさんの薬を飲むのは本当に大変ですよね。

行動反応型
飲み間違えないよう一緒に整理してみましょう。

　例えば，思考反応型の患者さんから「薬の種類が多くて…」と言われたら，理論的な説明を望む傾向があることを考えて，現在服薬中の薬に関する知識や情報を提供することなります。一方，感情反応型の患者さんであれば，「たくさんの薬を飲むのは大変ですよね」と，その苦労をねぎらうことから始めます。さらに行動反応型の患者さんでは，「では，わかりやすいように一緒にお薬を整理しましょうか」と提案することが効果的でしょう。
　もし，思考反応型の人が行動反応型の相手に対して，ひたすら論理的な説明をくり返したとしたらどうでしょうか。あるいは，感情反応型の人に感情の理解を抜きに話をしたなら，どんな反応が返ってくるでしょうか。こうした関係性の中では，薬剤師がいくら親身になって患者さんの話に耳を傾けても，おそらく，「わかってくれない薬剤師」ということになってしまうでしょう。
　もちろん，このような反応の傾向が常に一定して，その人の特徴となっているわけではありません。そのときにおかれている環境や精神状態によっても，大きく左右されるものです。相手の反応型はもとより，自分の反応型に対しても固定したイメージを作ることなく，常に柔軟に事態を評価

していく姿勢が大切であることはいうまでもありません。
　同時に，医療コミュニケーション場面では，患者さんに「問題のある人」とのレッテルを貼る前に，まず自分と相手との関係を振り返ってみることを心がけたいものです。「問題のある人」と名づけた数は，そのまま「医療スタッフの側の問題」の数であると認識する習慣は，コミュニケーション技術を上達させるでしょう。

MEMO

第 II 部

身体疾患に伴う精神症状とメンタルケアサポート

精神疾患を見逃さない

　薬剤師が適切は服薬援助を行うためには，患者さんからの十分な情報収集とそれに基づいた情報提供が必要になります。こうした場面では，現在処方されている薬の効果や副作用などについて聞きながら，処方内容が適切であるかということを評価していくことになります。しかし，薬剤師の役割は本当にそれだけで十分なのでしょうか。

　薬剤師は医療チームの一員であり，医師や看護師，その他の医療スタッフとともに，患者さんの「治療」にあたるのが本来の役割であり目標でもあります。そしてそこでは，常に患者さんを全体的にとらえて，評価していくことが必要になります。医療スタッフがこの全体的評価を通して行っていることは，患者さんの症状の変化を把握することであり，さらに重要なことは，新たな疾患に罹患させないこと，またそれらに対する早期発見・早期治療をすることです。しかし，もし薬剤師が現在服薬中の薬に関する情報だけに目を向けていたら，患者さんの全体状況がみえてこないため，新たな疾患，あるいは隠れている症状を見つけだすことはできません。

　ところで，病気への罹患やその告知，あるいは入院といった事態は，病気そのものに対する不安や恐怖，病名告知に対するショック，治療に伴う苦痛，通常の社会生活からの離脱，生活内容の制限など，さまざまなストレスの原因を含んでいます。このような状況があって，身体疾患で入院・通院している患者さんの多くに，何らかの精神症状や精神疾患が合併していることが明らかになっています。その数は研究セッティングによっても異なるのですが，およそ30〜40％，つまり3人に1人の患者さんに適切なメンタルケアが必要であるといわれています。こうした精神疾患や精神症状の合併は，当然，患者さんのQOLを下げることになるのですが，同時に入院期間が長期化するなど，医療経済的効果にも影響を及ぼすことが明らかになっています。しかし，残念なことにその多くは見逃されているのも事実です。

　また，ある研究では，精神科医が明らかにうつ病であると診断した外来通院中の患者さんのうちの約8割の方は，主治医からは「正常」と判断されていました。この研究に代表されるように，精神疾患に関していえば，

日本の一般科医の診断率は，欧米に比べて極端に低いことが指摘されます。つまり，適切なメンタルケアが施されているか否かという以前の問題として，ケアが必要な人がほとんど把握されていないという問題があることがわかります。

さて，身体疾患に合併する精神疾患のうち最も多いのが「うつ病」で，ある研究では，入院中の患者さんのうつ病合併率は2割以上にものぼることが示されています。次に多いのは，体の病気や異常が原因で生じる「せん妄」で，入院患者さんの2～3割に現れるといわれています。時に「せん妄」の合併は，患者生命に関わることもあるのですが，そうした重大な状況へ至ることへの理解はいまだ十分とはいえないのも事実です。

そこでこれからの4回のセンションでは，この2つの疾患について学んでいきたいと思います。しかし，典型的な精神科の病気について理解するだけでは，身体疾患に罹患した患者さんに合併した精神疾患や精神症状の評価，さらにケアおよびサポートなどの方法を十分に習得することはできません。そこでここでは，患者さんの心理，とくに身体疾患の罹患に伴う心理的変化や特徴などを含めて学んでいきたいと思います。

セッション7 うつ病の基本的知識と問診のスキル

■ 身体疾患に伴ううつ状態

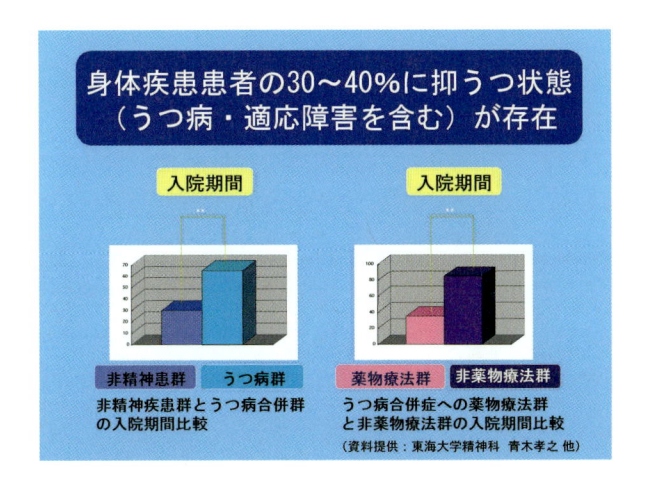

身体疾患患者の30～40%に抑うつ状態（うつ病・適応障害を含む）が存在

入院期間／入院期間

非精神患群／うつ病群
非精神疾患群とうつ病合併群の入院期間比較

薬物療法群／非薬物療法群
うつ病合併症への薬物療法群と非薬物療法群の入院期間比較

（資料提供：東海大学精神科　青木孝之 他）

　身体疾患に罹患した患者さんの30～40%に抑うつ状態（うつ病・抑うつ気分を伴う適応障害を含む）が存在するといわれています。そうした患者さんの多くは身体治療が終了した時点でも「退院しよう」という元気が出ないため、結果として在院日数が延長することになります。これは、うつ病を治療することによって在院日数が短縮されるという研究結果からも明らかです。
　さて、うつ病は、以下の特徴的症状から、比較的容易に診断できる疾患です。
　① 抑うつ気分
　② 精神運動抑制（考えがまとまらない、忘れっぽい、何をするのもおっくう、など）
　③ 身体症状（食欲不振、易疲労感、頭痛、不眠、など）
　しかし、すでに述べたように、日本の一般科医によるうつ病の診断率は諸外国と比べて極端に低いという現実があるのも事実です。これは精神医

学に関する卒前・卒後教育に起因するもののようですが，さらには，一般科医療スタッフの多くが，「こんな身体疾患にかかったのだから，このくらい元気がないのもしかたがない」といったように，患者さんの元気のなさを了解的にとらえすぎるという医療者心理が影響しているようでもあります。

　いずれにしても，合併するうつ病が早期に診断され的確に対処されることは，臨床的に必要であるばかりでなく，患者のQOL向上のためにも，また在院日数の短縮化という点からも重要であるといえるでしょう。

　うつ病の特徴として，典型的な睡眠障害が現れたり，不定愁訴的に身体症状が訴えられたりします。例えば，睡眠薬が処方されている患者さんに対して服薬状況を聴取する際に，「うつ病が隠れていないだろうか」といった視点をもって問診するのとしないのでは，当然情報量に違いが出てきます。また，身体症状に対する薬が出ている患者さんが，服薬しても症状がまったく緩和されないか，あるいはますます多くの症状が訴えられるような場合にも，うつ病の合併を疑う目をもつことは重要です。

■ うつ病の診断

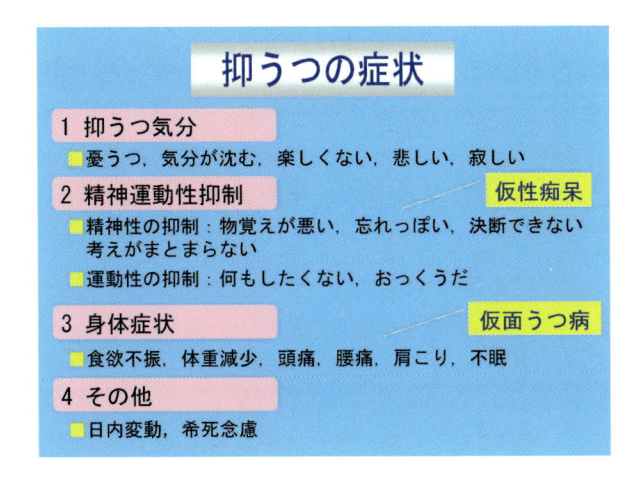

抑うつの症状

1 抑うつ気分
  ■ 憂うつ，気分が沈む，楽しくない，悲しい，寂しい
2 精神運動性抑制　　　　　　　　　　　　　　仮性痴呆
  ■ 精神性の抑制：物覚えが悪い，忘れっぽい，決断できない，考えがまとまらない
  ■ 運動性の抑制：何もしたくない，おっくうだ
3 身体症状　　　　　　　　　　　　　　　　　仮面うつ病
  ■ 食欲不振，体重減少，頭痛，腰痛，肩こり，不眠
4 その他
  ■ 日内変動，希死念慮

　「抑うつ気分」「精神運動性抑制」「身体症状」に加えて，早朝の調子悪さと夕方から夜間にかけての症状の緩和を特徴とする「日内変動」，死にたいと考える「希死念慮」などの症状が認められた場合には，「うつ病」と判断されます。このような症状に対して，欧米の文献や日本の精神科診断場面では，depressionという用語が使用されますが，この場合にも，「抑うつ」という症状レベルを指す場合と，「うつ病」という疾患レベルを指す場合があり，その用途にはやや混乱があるのも事実です。
　精神医学の領域では，うつ病のことを「大うつ病」（major depression）といいます。さらに，診断基準上で大うつ病までは満たさないが，抑うつ状態のために日常生活に支障をきたしている状態は「抑うつ気分を伴う適応障害」あるいは「小うつ病」（minor depression）と呼ばれたりします。身体疾患患者の場合，抑うつを呈する診断名としては，「大うつ病」より「抑うつ気分を伴う適応障害」や「小うつ病」の頻度のほうがはるかに多いようですが，両者とも治療が必要な抑うつ状態があるという共通点から，ここでは両者を含めて「うつ病」と呼ぶことにします。
　うつ病における精神性の抑制として，物覚えが悪い，忘れっぽい，決断ができない，考えがまとまらないといった症状が現れてくるのですが，こ

うした訴えは一見すると痴呆症状によく似ているため,「仮性痴呆」と呼ばれることがあります。また時に,抑うつ気分はあまり意識されずに身体症状ばかりが訴えられる場合があるのですが,これは「仮面うつ病」と呼ばれることがあります。仮面うつ病の患者さんのほとんどは,その症状の現れ方の特徴から,最初は一般科を受診することになります。

うつ病の症状

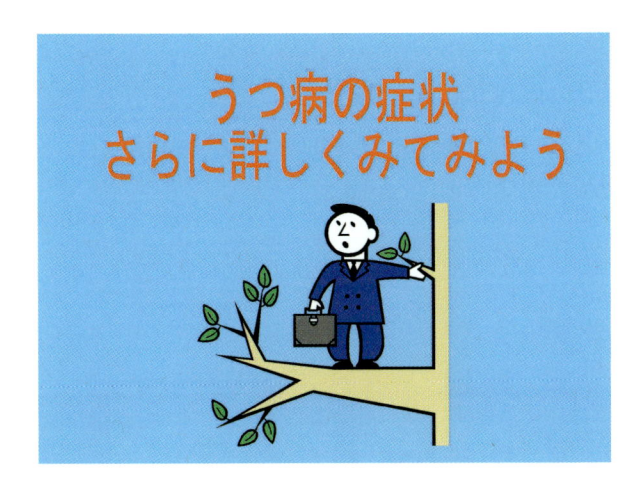

　ここでは，うつ病にみられる病的な変化について，感情面，意欲や活動性，思考や認知，身体症状などに分けて，さらに詳しく学んでいきたいと思います。
　うつ病患者さんの訴えは，時に性格的なものと間違われやすいのですが，そうなると何の対応もされずに放置されることになります。しかし，患者さんの示す言動が病的なものであると認識できたなら，おのずからその対応方法が浮かんでくるものです。のちに改めて説明しますが，うつ病の治療では薬物療法がとても重要なのですが，病気の症状として，拒薬が起こったり，投げやりになったりして，十分な治療効果を上げることが困難になることも少なくありません。こうした場面では，薬剤師のもつ医療コミュニケーションスキルが治療効果に直接的に反映されます。患者さんがどのような気持ちで薬を受け取り，服薬をするのかということは，治療継続や場合によっては自殺企図とも関わる重要なポイントになります。
　うつ病患者さんに対しては，単に薬を間違えずに調剤し，効能と副作用について丁寧に説明するだけでは，薬剤師の仕事として十分ではありません。患者さんの訴えからうつ病が疑われる場合には，より治療に効果的な服薬援助をしていく必要があります。これは，薬剤師にしかできない重要

な役割でもあるのです。しかしそのためには，病気についての基本的知識が必要になります。つまり，臨床に携わる薬剤師にとって，うつ病の理解は必須ともいえるのです。

> **NOTE**
>
> **これは何を示す数字？**（ヒント：うつ病と関連したものです）
>
> 問1：3万人超
>
> 問2：15分に1人
>
> （答えはp.148）

■感情面にみられる病的な変化

> **感情面にみられる病的な変化**
> - 憂うつな気分
> - 気分の落ち込み
> - 何ごとにも興味がもてない
> - 悲しい，寂しい
> - わけもなく不安
> - イライラ感，あせりなどの焦燥感
> - 過去の失敗への過剰なこだわり
> - 喜怒哀楽の消失

　うつ病では，感情面への病的な変化が現れてきます。うつうつとした気持ちが続き，ひどく落ち込んだ気分になります。何に対しても興味がわかず，時にまったく喜怒哀楽の表現がなくなってしまうこともあります。一方で，悲しくなったり寂しくなったり，わけもない不安に襲われたり，さらにイライラやあせりの感情から怒りっぽくなったりすることもあります。また，過去のたわいない失敗に過剰にこだわり，それによってすべてがダメになると感じてしまうことも少なくありません。

　いずれにしても，こうした変化が病的に現れてくるのがうつ病という病気の特徴であり，これらの症状が2週間以上続くような場合には，うつ病として積極的な専門的治療が必要になります。

> **NOTE**
>
> ### これは何を示す数字？（ヒント：うつ病と関連したものです）
>
> 問1：3万人超
>
> 答え：1年間の日本の自殺者（未遂は除く）の数。
> 　　（日本の自殺者の数は平成10年以降3万人を超え，なお増え続けています。平成6年の自殺者数が21,679人だったのに対して，平成15年では34,427人というように，約10年間に激増していることがわかります。この数は交通事故で亡くなった方の3倍近くということになります）
>
> 問2：15分に1人
>
> 答え：自殺の頻度。
> 　　（計算上では15分ごとに自殺既遂者が出ていることになります。細かくみていくと曜日による特徴もあるようですが，いずれにしてもその多さに驚かされます）

■意欲や活動にみられる病的な変化

意欲や活動にみられる病的な変化
- 物覚えが悪い，忘れっぽい
- 考えがまとまらない
- 新たな発想が出てこない
- 何もする気になれない
- 些細なことも決断できない
- 集中力がない
- 人と会いたくない
- 話をするのがおっくう
- 外出がおっくう

　うつ病では，意欲や活動面にも病的な変化が現れてきます。
　何をするのもおっくうに感じられ，時にトイレへ行ったりご飯を食べたりといった，生命を維持するために必要な基本的動作ですら，めんどうに感じられたりします。当然，人と会ったり，話をしたり，外出をする回数は減ってきます。また，物覚えが悪く，忘れっぽくなったように感じられたり，新たな発想がわいてこなくなったりなど，知的な活動にも変化がみられます。さらに，集中力や持続力がなくなり，活動性全般が低下してくるのが特徴です。

ロールプレイをしてみよう

　ここでは，感情面への変化を訴える患者さんに対して，さらに意欲や活動性の状態について問診し，うつ病の評価を進めてみましょう。
【薬剤師】最近なぜかイライラすることが多いのですね。ほかにも何か困ることはありますか。例えば，集中力などはどうですか。
【患　者】集中力はまったくなくなってしまいました。些細なことでも決められず，気づくとぼーっとしていることが多くなって…。
【薬剤師】なるほど，集中力だけでなく決断することもできなくなってい

るのですね。人と会ったり話したりすることはどうですか。
【患　者】それが今はまったく人と会う気になれないんです。なぜか話をすることがとてもおっくうで。以前は大好きだったんですが…。
【薬剤師】テレビや雑誌，新聞などを見ることはどうですか。
【患　者】テレビもつけているだけで，おもしろいと感じることはありませんし，雑誌や新聞は見る気にもなれません。何か記憶力も悪くなって，すごく物忘れをするんです。

【ロールプレイを続ける】

■思考と認知にみられる病的な変化

思考と認知にみられる病的な変化

- 考えることすべてが悪い方向へ向かう
- 自分の能力への不当に低い評価を感じる
- 見聞きするすべてが悲痛に感じられる
- 考えすべてが悲観的な結論に結びつく
- わずかな失敗があると，すべてダメだと感じる
- すべての失敗は自分のせいと考える

　うつ病では，思考面と認知面での特徴的な変化が現れてきます。

　考えることのすべてが悪い方向に向いてしまったり，悲観的な結論に結びついてしまったりして，「この（病気の）状態は一生続くに違いない」「薬を飲めば治るなんてことは絶対にない」などの考えが病的に強くなって，拒薬や治療中断，最悪の場合には自殺という行為に至ることもあります。さらに，「自分はまったく能力がない人間だ」と感じたり，ほんの些細な失敗を取り上げて，「すべてが台なしになってしまった」と思い込んだりすることもあります。周囲がいくら，「そんなことはない」と伝えても慰めとしか理解できず，自分の無能さを強く嘆き続けます。そして，「すべての失敗の原因は自分にある」との考えに発展し，「自分さえいなければ」，それならば「いっそ死んでしまおう」といった思考や認知に至ることになるのです。

　ここまでの説明でも理解できたと思いますが，うつ病の患者さんの思考や認知の障害は明らかに病気によるものであり，その特徴として，訂正が困難であることがあげられます。時に，うつ病の患者さんとのやりとりは，「もうダメに違いない」→「そんなことはない」→「いえ絶対にそうだ」というような堂々巡りとなってしまい，収集がつかなくなったり，一生懸

命に説得しようとするあまりに感情的に巻き込まれて腹が立ってきたり，悲しくなったりすることがあります。しかし，患者さんの思考と認知は病気によって一時的にではあるけれども障害され，しかもそこでの考えや理解のしかたは訂正不能なことを特徴とするのだと理解できていたなら，少なくとも感情的な反応は避けられるでしょう。また，別の対応方法を思いつくかもしれません。

　さて，ここで訂正不能な思考という言葉が出てきました。この訂正不能な思考は「妄想」と呼ばれます。うつ病で妄想が現れることはあまり知られていないようですが，「うつ病の四大妄想」といわれるほど，特徴的な妄想がしばしば現れます。

■うつ病の四大妄想

うつ病の四大妄想

心気妄想：自分が何か大きな病気にかかっているに違いないと確信する，など
罪業妄想：何か大きな罪を犯してしまったに違いないと思い込む，など
微小妄想：自分の存在はちっぽけで取るに足らないものだと思い込む，など
貧困妄想：貧乏でお金がまったくなく医療費も払えないと思い込む，など

ロールプレイをしてみよう

　ここでは，感情面，さらに意欲や活動性の変化を訴える患者さんに対して，思考や認知の変化について問診し，うつ病の評価を進めてみましょう。

【薬剤師】最近，イライラすることが多かったり，何をするのもとてもおっくうに感じられたりするのですね。そればかりでなく，何か物覚えも悪くなったようにも思えて心配されているのですね。

【患　者】そうなんです。ボケてしまったんでしょうか。そうなったら，家族に迷惑をかけてしまいます。体の病気もあるのに，これ以上迷惑はかけられません。

【薬剤師】自分だけがご家族に迷惑をかけてしまっているように感じられるのですね。

【患　者】実際に，私だけが家族のお荷物になっているんです。体だってどんどん悪くなる一方ですし。今回の入院だってすごくお金がかかるでしょうから，生活費だって大変だろうに。

【薬剤師】入院費の心配もあるのですね。医療費に関してはさまざまな制度がありますから，専門のスタッフが相談にのることもできます。

【患　者】いえ，それだけではダメなんです。私だけがみんなに迷惑をかけてしまっているんです。本当に申し訳なくて…。

【薬剤師】たくさんのことを心配されているんですね。でも，それらも含めて，治療はみんなの力で進めていきましょう。私たちにできることは最大限の努力をします。

【ロールプレイを続ける】

■身体面にみられる病的な変化

身体面にみられる病的な変化

- 睡眠障害
  早朝覚醒（朝暗い内から目が覚める）
- 疲労感
  休んでも疲れがとれない
- 食欲不振（体重の減少）
- 性欲減退
- 身体症状の訴え
  頭痛，頭重，肩こり，めまい，動悸
  吐き気，腹痛，便秘，脱力感，など

　うつ病では，精神症状だけでなく，さまざまな身体症状も現れてきます。
　頭痛がする，頭が重い，肩がこる，力が入らないといった訴えのほかに，動悸，吐き気，腹痛，便秘などの症状が現れます。さらに，一日中疲れがとれない感じが何日も続き，「寝ても寝ても寝足りない」などと表現されることも少なくありません。食欲や性欲も減退し，実際に何キロも体重が減ることもあります。しかし反対に，軽いうつ症状では過食気味となって，一時的に体重が増加することもあります。睡眠障害は特徴的で，何とか寝つくのですが，その後，朝暗い内から目が覚めてしまう早朝覚醒が現れます。

ロールプレイをしてみよう

　ここでは，感情面，さらに意欲や活動性，思考や認知面への病的な変化が観察される患者さんに対して，身体症状について問診し，うつ病の評価を進めてみましょう。

【薬剤師】もう少しお話をうかがわせてください。今度は少し，体の調子についてお尋ねします。最近，新たに気になるようになった体の症状はありますか。

【患　者】体がだるくて，何か鉛でも入っているようです．一日中横になっているような状況なのに，全然疲れがとれないんです．
【薬剤師】夜は眠れていますか．
【患　者】寝ても寝ても寝足りない感じがして，夜もほとんど眠れていません．

　【ロールプレイを続ける】

■希死念慮のある患者さんへの対応

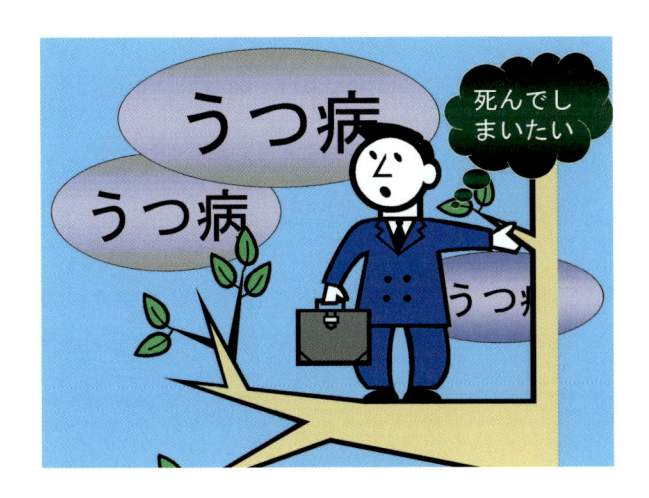

　うつ病におけるその他の特徴的な症状として，「希死念慮」と「日内変動」があります。
　希死念慮とは自殺願望のことで，それがさらに進んで，実際に自殺の計画を立てたり，行為に及んだりするようになると，それは「自殺企図」といわれます。

(1) 身体疾患に伴ううつ病と希死念慮
　ところで，身体疾患に罹患することは，希死念慮あるいは自殺企図の著明な危険因子となることがわかっています。そしてこれは，身体疾患に合併するうつ病の症状のひとつであることが多いといわれています。ある調査では，急性期の身体疾患に合併した典型的なうつ病者の約25％に希死念慮がみられたと報告されています。さらに，そのフォローアップ調査では，うつ病の軽快とともに希死念慮が消失したことが，またうつ病が軽快しない例では希死念慮が持続していたことがわかりました。
　身体疾患に伴ううつ病であっても，通常のうつ病と同様に治療の必要性と可能性があることは当然であり，希死念慮を伴ううつ病を認めた場合には速やかに治療的介入を行う必要があります。

(2) 希死念慮のある患者さんへの配慮と薬剤師の役割

　また身体疾患の治療現場では，うつ病の症状により自殺に至ってしまった症例に遭遇することもあります。しかし，幸運にもそれが未遂に終わったケースに対しては，その後，「再自殺」への最大の注意をはらわなければなりません。自殺企図歴がある方は，再度自殺企図に至る危険性が非常に高くなることが報告されています。この場合，自殺の手段・身体症状の重症度と，自殺行為をくり返す確率とは必ずしも一致しません。また，数錠の薬物を服用したり，かみそりで少し手首に傷をつけたのみという軽傷であっても，自殺願望の程度が軽いというわけではありません。

　ところで，自殺の危険性がある場合には，常に監視や抑制が必要となります。具体的には，頻回の監視，一対一での常時監視，抑制，薬物使用などを，単独あるいは取り混ぜて行う必要があります。ここでは，生命の安全が確保でき，かつ，患者さんにとって制限が少ない方法を選択することがポイントになります。

　身体抑制に関してはさまざまな意見があるのですが，再自殺の危険性のある患者さんに対しては躊躇するべきではないでしょう。最も重要なことは，患者さんにとって最上となる臨床的判断に沿った行動をとることです。この場合でも医師は，監視，抑制などに対する決定に至った理由について，きちんとカルテに表記しておく必要があります。当然，監視や抑制の必要性を時間とともに頻繁に再評価していくことが基本になります。また，そうした経緯について，家族にわかりやすく説明することも重要です。

　監視や抑制の判断と家族への説明は医師が行いますが，その後家族から質問を受けるのは医師のみとは限りません。とくに薬剤師の場合には，薬物による鎮静や抑制の必要性について聞かれることが少なくありませんから，それに至った経緯や医師の判断理由について，しっかり理解しておく必要があります。

(3) 危険な回復期と日内変動

　さて，うつ病の患者さんの自殺は，症状がいちばん重い時期ではなく，少し良くなりかけた頃にみられるのが特徴的です。考えてみれば当然のことなのですが，症状が重い時期は何も考えられない状態で，自殺を実行す

るエネルギーすらないのです。ですから，少し頭が動きだした頃，少し体が動き始めた頃が危険なのです。

　うつ病に特徴的な日内変動は，症状の朝方の悪化と夕方から夜間にかけての回復です。具体的には，うつ病によって出勤ができない方が，夜になると「明日こそは頑張って会社へ行くぞ」と張り切り，実際に朝になると調子が悪くなって起きられない，などといった状況として現れてきます。こうした日内変動と早朝覚醒といった病気の特徴から，時間的には早朝が最も自殺の危険性が高いことになります。

　一方，こうした回復期は，周囲がホッと一息つく時期でもありますが，症状が少しよくなったようにみえるからといって油断はできません。この時期にあっても，本人にとってつらいという事実に変わりはないからです。

精神症状についての問診

　受け持ちの患者さんが，自ら「憂うつです」「涙もろくなって…」と言ってくれたならば，もしかしたらうつ病かもしれないと考えるでしょう。しかし，そうした患者さんばかりではありません。

　ところで，こちらから患者さんの精神症状に関する情報を得ようとする場合には，「具合はどうですか」と質問するだけでは十分ではありません。一般科を受診した患者さんにとって，ここで尋ねられた「具合」は身体的変化を意味するのであって，多くの方は仮に精神症状があったとしても，身体症状についてのみ話すことになるでしょう。

　そうすると，ここではさらに，「ご気分はいかがですか」という質問を加えることが必要になります。患者さんはこのように質問をされてはじめて，精神症状について語っていいのだと感じられるのです。一方，こうした質問に対する，患者さんの抑うつ感に関する訴え方は実にさまざまです。以下にその表現のいくつかを示してみます。

抑うつ感の表現例

1　何もする気になれません。
2　気持ちが沈んで元気が出ません。
3　何をやってもうまくいかないように感じられます。
4　憂つな気分が続いています。
5　夜は元気なのに，朝は布団から出ることができません。
6　夜中に目が覚めて，それから眠れません。
7　落ち着かず一日中イライラします。
8　わけもなく泣きたくなったり涙が出たりします。
9　頭の中に雲がかかったようではっきりしません。
10　何も食べる気がしません。
11　何を食べても砂をかんでいるように感じられます。
12　人と会うのがひどくおっくうに感じられます。
13　一日中イライラしています。
14　理由もないのに不安になります。
15　自分がいるとみんなに迷惑をかけるように感じます。

16 寝ても寝ても寝足りないように感じます。
17 自分はまったく価値のない人間なんです。
18 体重がひどく減ってしまいました。
19 生きていても意味がないように感じます。
20 事故にあったら，それはそれでしかたがないと思います。
21 いっそ死んでしまおうかと思うことがあります。
22 死んだら楽になるように感じます。
23 一日中横になってゴロゴロしてしまいます。
24 今の憂うつさは一生治らないに違いありません。
25 雑誌を読んでも，字面ばかりを追っていて頭に入りません。
26 人と会ったり電話に出るのも苦痛です。
27 家族の健康がひどく気になります。
28 仕事の能率が悪く，ミスばかりします。
29 ものすごく頑張って家事をしています。
30 後悔することばかりです。
31 死ぬことばかり考えてしまいます。
32 些細なことでも決断することができません。
33 何も良いことがありません。
34 ひどく物覚えが悪くなりました。
35 一日中ぼーっとしています。
36 テレビの音がわずらわしく感じられます。
37 感情がなくなってしまったようです。
38 取り返しのつかない失敗をしてしまいました。
39 まるで体の中に鉛が入っているようです。
40 食べたいわけではないのに，いつも何かを食べています。
41 酒の量が増えました。
42 午前中の調子がひどく悪く感じられます。
43 集中力がなくなってしまいました。
44 いつもひとりぼっちのように感じます。
45 まわりの人はみんな自分から去っていきます。
46 些細なことでどなってしまいます。
47 すべて投げ出してどこかへ行ってしまいたい。
48 誰も私の気持ちなんてわかってくれません。
49 出社拒否症になってしまったようです。
50 理解力がなくなってしまいました。

ロールプレイをしてみよう

　ここでは，精神症状への問診に対して抑うつ的な表現をする患者さんに，うつ病評価のための問診をしてみましょう。これまで学んできたさまざまな病的変化に加え，日内変動や希死念慮の存在について確認してみましょう。

【薬剤師】最近の調子，とくにご気分に関してはいかがですか。

【患　者】なぜかとてもイライラすることが多くて…。たいしたことでもないのにどなってしまったり，子どもの声やテレビの音にもイライラしたりするんです。

　【ロールプレイを続ける】

セッション8 うつ病への対応と注意点

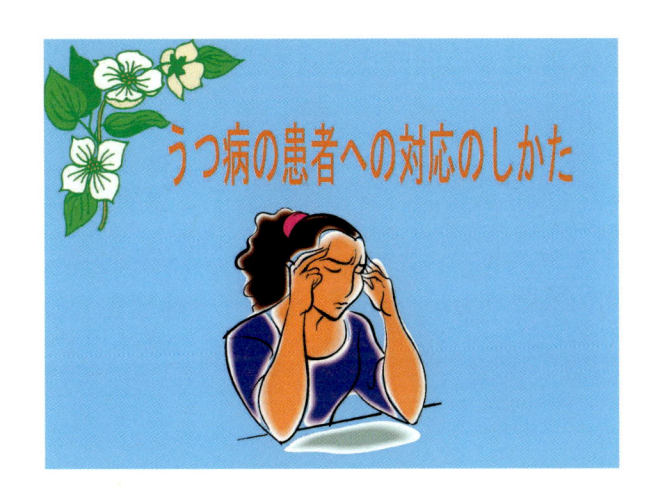

うつ病の患者への対応のしかた

　セッション7では，うつ病の問診のスキルについて学びました。
　実際にロールプレイをしてみて，いかがでしたか。薬剤師役もそうですが，患者役もなかなか難しかったのではないでしょうか。患者役を演じるためにはうつ病についての理解が必要になるため，演技のうまさは同時に病気の理解の深さともいえるのです。
　教科書だけで学習していると，あたかも理解できたかのような錯覚に陥って，実際に身につかないままに終わってしまうことが少なくありません。しかし，得られた知識をもとに，上手に患者役が演じられるようになるまでロールプレイをくり返すことで，確実に知識を身につけられるようになります。また，薬剤師役を演ずる中では，患者さんの言動に戸惑う場面も経験することになるため，対応方法についてのスキルを学ぶ機会にもなるでしょう。
　さてセッション8では，うつ病への対応方法，とくに対応時の注意点について学んでいくことにしましょう。

■ 対応の基本

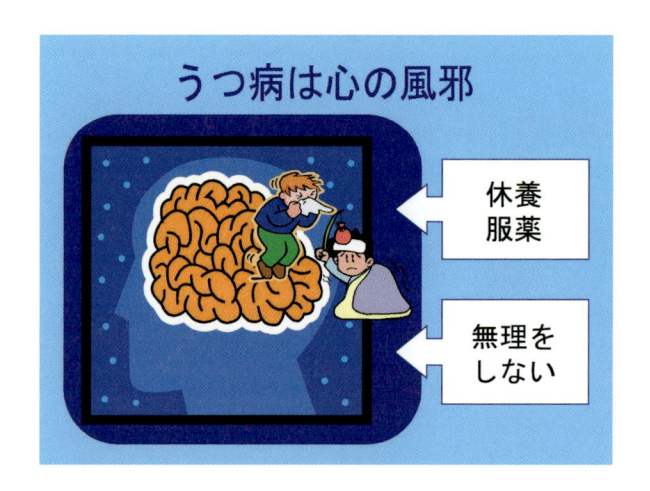

うつ病は心の風邪

休養
服薬

無理を
しない

　うつ病はしばしば「心の風邪」と表現されます。両者には，それほどに珍しい疾患ではないこと，誰がかかっても不思議がないこと，しかし適切な対処をしないと大事に至ること，などといった共通点があります。さらに，治療の基本が休養と服薬であり，無理をしないという点でも共通します。

　さてここではまず，うつ病への具体的な対応を考える前に，風邪をひいてしまったときの注意点や周囲の対応のしかたについて考えてみましょう。

質問1：風邪をひいてしまったら，どんな点に注意したらいいでしょうか。
質問2：それが家族であったなら，どう対応しますか。

　おそらくたくさんの具体的な対応方法が出されたことでしょう。ではなぜそうした対応方法がいとも簡単に浮かんできたのでしょうか。多くの方は，すでに理解している「風邪」についての知識をもとに，その対処方法を考えたのではないでしょうか。

　実はこのようなプロセスは，うつ病への注意点や周囲の対処方法などを考える場面でも同様であるため，ここではまず，うつ病の知識をもつことが不可欠であり，対処方法はそれに基づいて考えていくことになります。

■感情面への対応と注意点

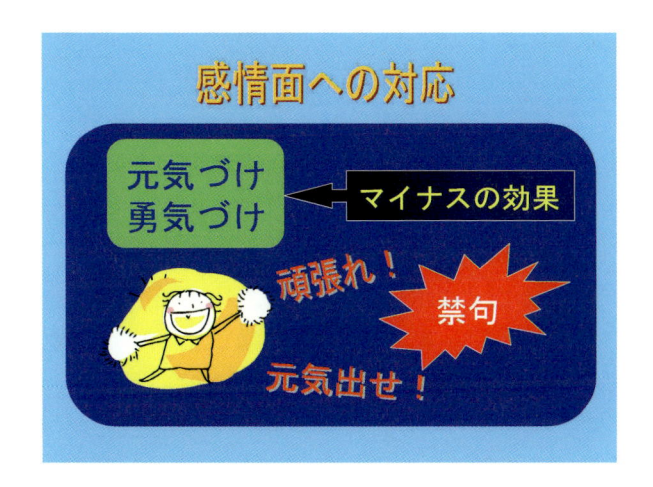

感情面への対応

元気づけ・勇気づけ ← マイナスの効果

頑張れ！　元気出せ！　禁句

　ではまず，感情面への対応の際の注意点について考えてみましょう。

　うつ病患者さんからは，「元気がでない」「憂うつだ」「寂しい」「悲しい」といった感情が表現されることが多いため，そうした言動に対しては何か励ましの言葉をかけてあげたくなるものです。こうした場面での一般的な励ましは，「頑張って」「元気出して」ということになるのですが，うつ病患者さんの場合には，すでに頑張って頑張って頑張った末に，いえ頑張りすぎたからこそ，うつ病になったのですから，励ましの言葉は「もっと苦しめ」と言うことと等しくなってしまいます。こうした励ましの言葉に多くの患者さんは，「これ以上何を頑張ればいいんだ」と感じ，「すでに頑張れない自分はやはりダメな人間なんだ」「みんなに迷惑をかけないようにいっそ死んでしまおう」という考えに至ってしまうようです。こうした極端で不合理な発想に至るのもまた病気の症状でもあるのですが，ここではそれらを含めた病気への理解が必要になってくるのです。

　ところで，病気の症状によって希死念慮が現れてくることが理解できても，実際に患者さんから「いっそ死んでしまいたい」と言われたなら，やはりその対応に戸惑うのも事実でしょう。では，こうした言動に対しては，どのように対応したらよいのでしょうか。ここでは，「自殺のシグナルへ

の対応」として考えてみましょう。

　自殺の前ぶれがまったくなかったため，どうしても避けられなかった自殺というものは確かにあります。しかし，事前に何らかのサインが送られることも少なくありません。例えば，心身の状態は相変わらず不調なのにもかかわらず，急に生活をきちんとしようとしたり，改まって感謝のことばを言ったりすることがあります。あるいは，はっきりと「死にたい」と訴えることも少なくありません。そのようなときにはつい，聴き手のほうのつらさから，それらのサインを無視したり，あるいは「何を言っているのよ！」「気持ちのもちようよ！」と言ったりしがちです。最悪な場合が，「頑張れ！」などといった励ましの言葉であることはすでに述べました。

　一般に，こうした希死念慮の問いかけについては，避ける傾向が強いようです。それについて質問することが，患者さんの潜在的な希死念慮を意識化させ，自殺企図に至らせてしまうのではないかと危惧するためのようです。しかし，そのようなうつ病患者さんこそ，今まで思ってもみなかった恐ろしい気持ち（希死念慮）を抱いていることに恐怖感を感じているものです。そんなときの患者さんは，希死念慮についての質問に対して「よくぞ聞いてくれた」という安心感を抱き，救われたような気持ちになるという事実は重要です。

　患者さんの言動に，少しでも「何かへんだ」と感じたときには，「死にたいと思っているのではないですか」と積極的に質問し，もし，「死んでしまいたい」と言われたときには，「死んでほしくない！」「死にたいほどつらいときは，必ず誰かに助けを求めてほしい！」と，はっきり言葉にして伝えることが大切です。死のメッセージに対しては，きちんと「死」という言葉を用いて対応していくことが基本です。ここでは，患者さんの「死にたい」という言葉や態度の背後にある感情は，死にたいほどのつらさであることを十分理解することがポイントです。

　また，自殺の危険が切迫していると判断されたならば，直ちに入院設備のある専門の医療機関につなげる作業を開始すべきですから，医療チーム全体で対処方法を考えていく必要があります。

ロールプレイをしてみよう

ここでは,「死にたい」という患者さんに対する対応をトレーニングしてみましょう。

【患　者】こんなにつらいなら,いっそ死んでしまいたい。

【薬剤師】死んでほしくないんです。それでも死にたいと感じてしまうときには,必ず誰かに相談してください。

【患　者】でも本当に苦しくて,もう,すべてをやめにしたいんです。

【薬剤師】それでも死んでほしくないんです。私たちにできることは,何でも全力でやるつもりです。どうかひとりで抱え込まないでください。私たちにもお手伝いさせてください。

【患　者】ありがとうございます。しかし,それではまたみなさんに迷惑をかけることになります。

【薬剤師】治療はみんなの力で進めていくものです。今,○○さんにやっていただきたいことは,とにかく服薬をすること,それから疲れ切った体と頭を休めることです。それは○○さんにしかできないことです。それ以外のことは,私たち医療スタッフの仕事です。

【患　者】わかりました。私の仕事は服薬と休むことですね。

【薬剤師】そうです。でも,それでもつらくなるときはあるでしょう。また死にたいと感じてしまうこともあるかもしれません。そんなときには,死ぬ前に必ず相談をしてください。医療スタッフの誰に相談してくださってもかまいません。ご家族であれば,どなたに相談しますか。できるだけ一緒にいる時間が長い方がいいと思います。

【患　者】はい。母に相談するようにします。

【薬剤師】必ず実行する前に相談してくださいね。それから,何度でもくり返しますが,私は○○さんに死んでほしくないんです。今の状態は,薬をきちんと飲んで,しっかり休んでもらえれば,必ず良くなります。

【ロールプレイを続ける】

■意欲面への対応と注意点

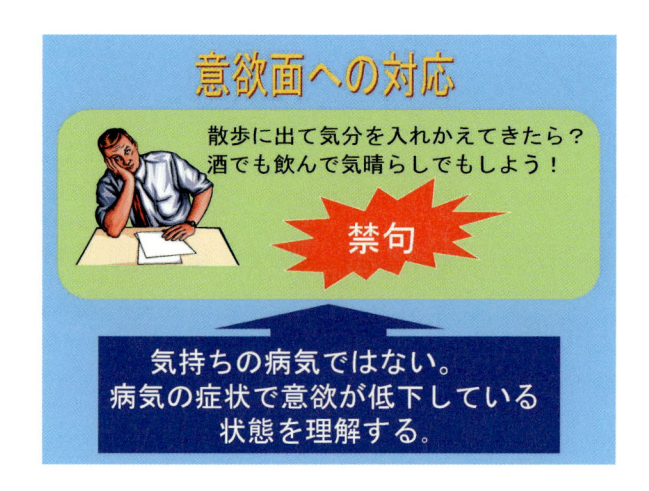

意欲面への対応

散歩に出て気分を入れかえてきたら？
酒でも飲んで気晴らしでもしよう！

禁句

気持ちの病気ではない。
病気の症状で意欲が低下している
状態を理解する。

　意欲の出ない患者さんに対して，「散歩でもしてみたらどうか」「一緒に酒でも飲もうか」などと言って，気晴らしを勧めることもマイナスの効果となります。

　うつ病は，病気であって，気持ちのもちようでどうにかなるものではありません。病気の症状として意欲が低下しているのですから，病気を良くすることが第一の目標になるのです。

薬の効果－予測されることの説明－

患者さんから，「元気になる薬なんて本当にあるんですか」と聞かれることは少なくないのですが，薬剤師であれば当然その答えは，「あります」ということになります。患者さんには，「はい，あります。抗うつ薬と呼ばれるものです。でも，これは医師の指示のもとに処方される薬ですから，きちんと専門機関で治療を受けることが前提となります」というように伝えることになるでしょう。

ところが，うつ病患者さんの場合には，症状としてのマイナス思考のために，「服薬してもやはり治らないのではないか」「このつらさは一生続くに違いない」などと考えたり，あるいは，全体的な不安の増大によって，副作用を過度に心配したりする場合が少なくありません。

最近の抗うつ薬の進歩は目覚ましく，効果や作用時間などは確実によくなっているのですが，それでも副作用が出ることもありますし，十分な効果を期待できるまでにはそれなりの時間が必要です。そしてこの期間に患者さんは，「やっぱり効かないじゃないか」とあせったり，投げやりになったりして，治療を中断したり，場合によっては自殺を考えたりすることになるのです。こうした場面では，薬剤師がいかに服薬援助をするかが治療の今後に関わってくることは確かです。ここでのポイントは，予測されることを前もって十分に説明することです。

思考面への対応と注意点

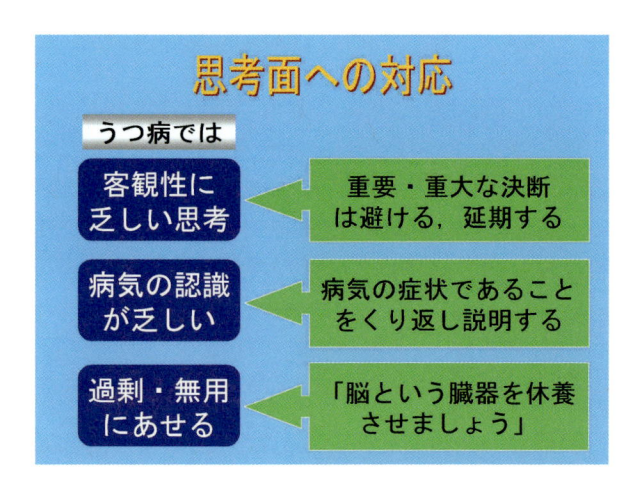

思考面への対応

うつ病では
- 客観性に乏しい思考 ← 重要・重大な決断は避ける，延期する
- 病気の認識が乏しい ← 病気の症状であることをくり返し説明する
- 過剰・無用にあせる ← 「脳という臓器を休養させましょう」

　うつ病の患者さんの思考が病気によって客観性に乏しくなることは，すでに理解できていると思います。それによって，「自分は役に立たない存在である」「社会へ多大な迷惑をかけている」などと考え，実際に離婚を申し出たり，仕事を辞めてしまったりすることがあるのですが，こうした行為は何としても止めなくてはなりません。とくに身体疾患がある患者さんでは，罹患前と違って生活に制限が課せられたり，それが長期に及んだりすることが予測される方も少なくないため，こうした状況では，そこにわずかな思考障害が加わっただけでも自暴自棄になったり，非合理的な判断や行動となって現れることが少なくありません。そういう意味では，うつ症状が軽い場合であっても油断は禁物です。

　また，病気の認識（病識）の乏しいのもうつ病の特徴です。例えば末期がんの患者さんが，「どうせこの病気は治らないから，何をしても無意味だ」と言った場合，「大病にかかればそう感じるのも当然だろう」と考える方は少なくないのですが，もしうつ病が合併していたならば，それは患者さんの本意とはいえませんから，やはり了解的になりすぎることは危険です。うつ病が良くなったなら，残された時間の中で自分らしい生き方を見つけることも，日々を心安らかに過ごすこともできるかもしれません。

また，その可能性は高いのです。

　うつ病の患者さんは，思考の障害や病識の乏しさから過剰にあせることが少なくありません。こうした患者さんに対しては，とくに休養の重要性を強調することが必要です。身体疾患に罹患している患者さんの場合には，その疾患を例にあげて説明することも効果的です。例えば，「○○さんは体の病気治療のために入院（通院）していますが，その治療には休養をとることが重要であることはおわかりでしょう。それと同じように，元気がないとか憂うつな気分のときには，脳という臓器を休ませることが必要なんです」というような言い方が考えられます。

MEMO

身体症状への対応と注意点

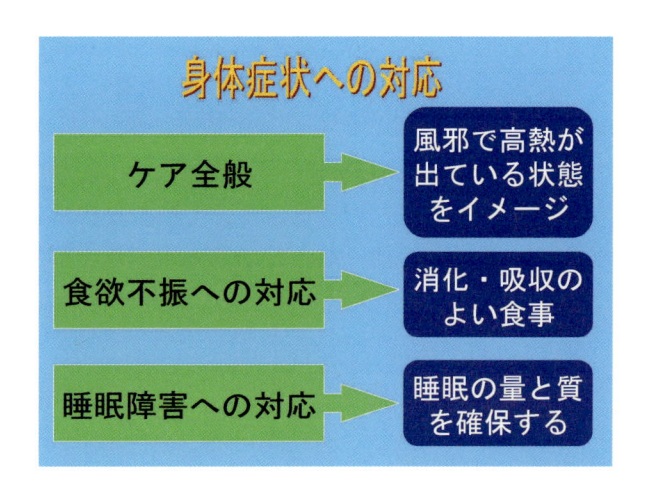

身体症状への対応

- ケア全般 → 風邪で高熱が出ている状態をイメージ
- 食欲不振への対応 → 消化・吸収のよい食事
- 睡眠障害への対応 → 睡眠の量と質を確保する

　身体症状への対応としては，ちょうど風邪で高熱が出ている状態をイメージしましょう。こうした状況では，栄養をつけさせたいからといって，患者さんが望まない食事を勧めることはないでしょう。消化・吸収のよい食事を心がけ，必要があれば適切な薬を指示どおりに飲み，睡眠を十分にとることを勧めます。うつ病でもまったく同じ対応が基本になります。

　ところで，すべての疾患において睡眠の確保は重要ですが，とくにうつ病の治療では，睡眠障害の改善は治療効果と密接な関わりがあります。つまり，十分に睡眠をとれたか否かが，治療のカギを握るといっても過言ではないのです。このことは，うつ病治療の基本が薬物療法と休養であることからも理解できるでしょう。

　ところで，薬剤師としてのあなたは，睡眠薬の服用に関してどのような考えをもっていますか。何の薬でもそうですが，薬には大なり小なり副作用がありますから，必要がなければできるだけ服用したくないものです。

　では，ここで抗生剤について考えてみましょう。何らかの感染症に罹患したとします。症状がごく軽い場合には，多少時間はかかるかもしれませんが，抗生剤を使わなくても自然に回復することもあるでしょう。しかし，症状がすでに重いか，進展することが予想される場合には，やはり何らか

の手当てをしないと，細菌が細胞分裂を起こして増えていき，予想どおり炎症がひどくなってしまいます。このとき，何らかの手当てのひとつとして使われるのが抗生剤です。しかし，抗生剤には当然副作用がありますから，薬剤師としては，患者さんからさまざまな事情聴取をし，また様子観察などを続けながら，その対策にあたることになります。換言すれば，対策にあたるのは抗生剤を使うためなのですが，ではなぜここでは，時に重篤な副作用が起こることがある抗生剤を「使用しない」というようには考えなかったのでしょうか。そう，それは，作用が副作用を上回っているからです。使用する薬の適切さを評価する場面では，薬剤師は薬の作用と副作用との関係に注目しているはずです。

　では，睡眠薬に関してはどうでしょうか。睡眠薬といわれるものにはさまざまな種類がありますが，やはり，いずれにも副作用はあります。依存性がないのかと問われれば，「ある」と答えるのが正解です。しかし，うつ病患者さんの睡眠障害はまさに病気の症状であり，やはり十分な対処が必要となるのです。一般科の医療スタッフや薬剤師の中には，睡眠薬の服用に抵抗を感じている方がいまだ少なくないことも事実です。すでに何度も言っていることですが，うつ病治療において睡眠の確保は重要なポイントですから，作用が副作用を上回ると評価されたならば，睡眠障害が改善されるまでは服薬を続ける必要があるのです。

　またこれは，うつ病に限らず睡眠障害全般についていえることです。本来，このような内容は医師が強調すべきことですが，心理面接の経過中に，「(主治医以外の) 先生から睡眠薬はあまり飲まないほうがいいと言われた」「薬剤師さんから，(睡眠) 薬にばかり頼っていてはいけないと注意された」というような，服薬に関する葛藤が相談されることは決してまれなことではありません。もちろん，薬剤師としての専門的立場から，不適切な薬が処方されていると評価されたときはこの限りではありません。しかしその場合であっても，やはり医療チームの一員として，まずはチーム内で情報提供をし，医療チームの治療方針として話し合われるべきではないでしょうか。患者さんにとって，医療スタッフから相容れないいくつもの指示を受けることはとても苦痛なことですし，それが医療不信のもとになることも少なくないようです。

■睡眠薬の服薬援助

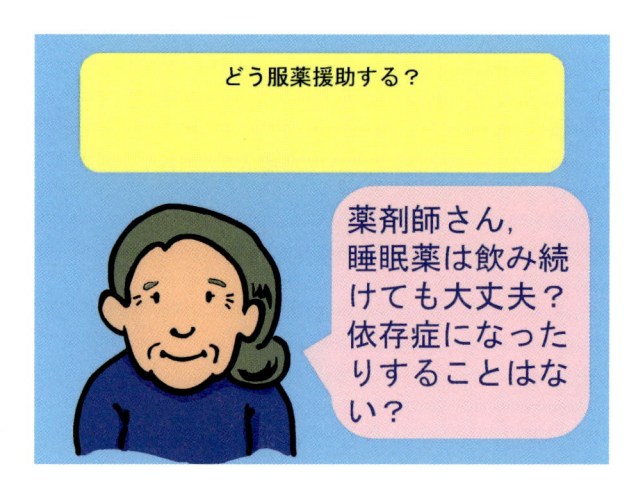

> どう服薬援助する？

> 薬剤師さん，睡眠薬は飲み続けても大丈夫？依存症になったりすることはない？

　患者さんに薬を渡す場面で，患者さんから「睡眠薬は飲み続けても大丈夫？　依存症になったりすることはない？」と聞かれたとしましょう。さて，どのように服薬援助を行いますか。

　どのように服薬援助をしましたか。ここでは，患者さんが医師から処方された薬を安心して服薬できるようになることが目標になります。

　患者役に尋ねる
●今行った服薬援助に，どんな印象をもったか。

●服薬する必要性が理解できたか。

●今夜は安心して服薬ができそうか。

■睡眠の評価と睡眠に関する問診

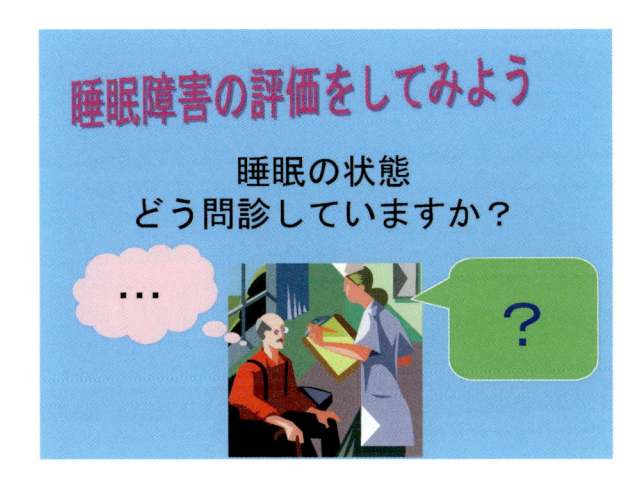

睡眠障害の評価をしてみよう

睡眠の状態 どう問診していますか？

　身体疾患，精神疾患のいずれにおいても，その治療の中では十分な睡眠を確保していくことは重要です。睡眠障害はただそれだけでも抑うつ状態や錯乱状態を招くことがあるなど，体に対する強いストレス因となります。さらに，不安感や緊張感などの精神症状やそれらを伴う精神障害が現れたり，それを悪化させたりすることもあります。また身体感覚が過敏になり，それによって，身体疾患に伴う痛みやかゆみ，あるいはしびれなどといった苦痛がいっそう強く感じられるようになることもあります。

　ところで一般に，睡眠に関する問診は，「眠れましたか」といった程度のものが多いようですが，上記のような理由から，睡眠に関する問診は慎重に行われなければなりません。

　では，どのように問診したらいいのでしょうか。

ロールプレイをしてみよう
① 2人組になって，薬剤師役と患者役を演じてみましょう。
② 薬剤師役は患者役に睡眠障害の問診をします

睡眠障害のパターンを前提とした問診

睡眠障害の評価

入眠障害：寝つきは？
中途覚醒：夜中に何度も目が覚める？
熟眠困難：夢見がち？　眠りが浅い？
早朝覚醒：朝暗い内から目が覚める？
睡眠時間：何時間くらい眠れた？
昼間状態：昨日の昼間の状態は？

もう一度問診してみましょう！

うまくできましたか。

睡眠障害の問診では，「眠れましたか」と尋ねるだけでは十分な情報は得られません。これは，睡眠に関する薬の効果を問う場合でも同じです。

睡眠障害にはいくつかのパターンがあります。例えば，寝つきが悪い（入眠障害）タイプ，途中で何度も目が覚めてしまう（中途覚醒）タイプ，寝ても夢ばかり見てしまい眠りが浅く寝た気がしない（熟眠困難）タイプ，朝暗い内から目が覚めてそのあと眠れない（早朝覚醒）タイプ，それらが組み合わさった（混合）タイプ，などがあげられます。そこでまず，患者さんの訴える睡眠障害は具体的にどのようなタイプなのかということについて尋ねていくことになります。

さらに，実際の睡眠時間についての情報も必要です。ここではうつ病について説明していますが，同じ感情障害に分類される疾患に躁病といわれるものがあります。これについてはのちにまた説明しますが，躁病とうつ病が対になって現れたり，またうつ病の治療薬により躁状態が現れたりすることは珍しいことではありません。こうした躁病・躁状態の患者さんに睡眠時間について聞くと，「昨日は3時間も寝てしまったよ」との返事が返ってきて驚かされることはしばしばです。ですからやはり睡眠時間につい

て尋ねることは重要です。

　さらに，睡眠障害は睡眠と覚醒のリズム（サーカディアンリズム）としてとらえることも忘れてはいけません。そのためには前日の昼間の過ごし方についての問診が必要になります。例えば，昼夜が逆転していた場合，睡眠時間はそれなりに保たれていることが少なくないのですが，仕事などによる意図的な逆転でない限り，やはりそれは問題であり介入が必要になります。

　当然，睡眠障害への薬物療法は，こうした障害の内容によって変わってくるのですから，薬剤師には，状況をより具体的に問診し，薬物効果を十分に評価することが求められるのです。

　さて，先のスキルトレーニングがうまくできた方もそうでない方も，ここでもう一度睡眠障害についての問診をしてみましょう。

NOTE

具体的な問診の方法

① 　入眠状態：「寝つくまでにいつもより時間がかかったり，あるいは寝つくまでの時間が気になったりすることはありませんでしたか」
② 　入眠時間：「昨夜は，だいたい何時頃に寝ついたようですか」
③ 　熟睡感：「寝ついたあとは熟睡できましたか。例えば，夜中に何度も目が覚めてしまったり，夢見がちだったり，眠りが浅いなと感じたりしませんでしたか」
④ 　覚醒時間：「朝は何時頃目が覚めましたか」（同時に「目覚めの気分はどうでしたか」と尋ねることで，うつや躁の状態を確認することができます）
⑤ 　昼夜リズム：「昨日の昼間はどのように過ごしていましたか。昼間ウトウトするようなことがありましたか」

セッション9　うつ状態が現れる疾患とそのプロセス

■うつ状態が現れる精神疾患

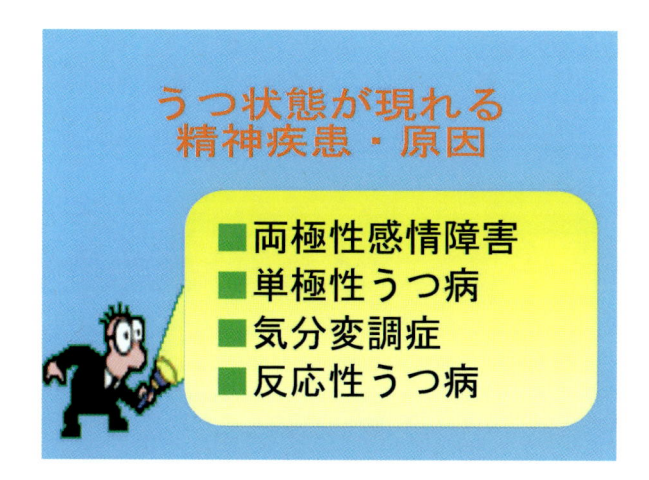

> **うつ状態が現れる精神疾患・原因**
> - ■両極性感情障害
> - ■単極性うつ病
> - ■気分変調症
> - ■反応性うつ病

　セッション7と8では，うつ病の状態像や評価・対応方法について学んできました。そこでセッション9では少し視点を変え，うつ状態が現れる疾患にはどのようなものがあるのか，さらにうつ状態が現れるまでの心理的プロセスなどについて学習しましょう。まず基本的なものとして，うつ状態が現れる精神疾患について説明します。

　うつ状態が現れる精神疾患には，両極性感情障害，単極性うつ病，気分変調症，反応性うつ病があります。以下に順番に説明していきます。

■両極性感情障害(うつ病期)

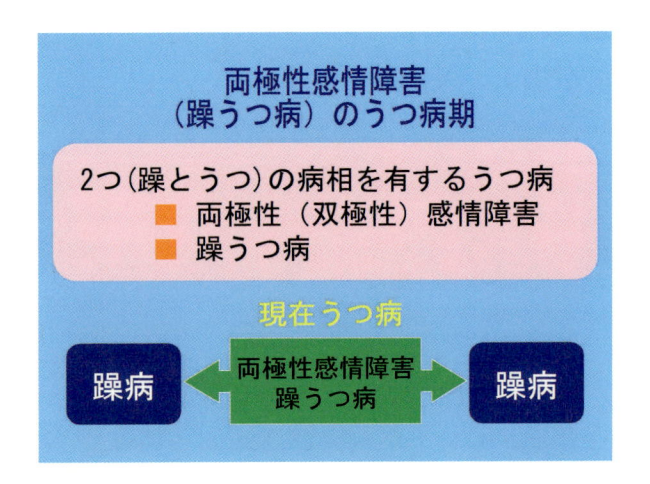

```
両極性感情障害
(躁うつ病)のうつ病期

2つ(躁とうつ)の病相を有するうつ病
■ 両極性(双極性)感情障害
■ 躁うつ病

現在うつ病
躁病 ←両極性感情障害 躁うつ病→ 躁病
```

　両極性感情障害とはいわゆる躁うつ病のことで,この疾患には文字どおり躁病期とうつ病期があります。つまり,「両極性感情障害(うつ病期)」という場合には,2つの病相を有するうつ病というように理解されます。

　両極性感情障害のうつ病であると診断するためには,かつて躁状態を経験していなければなりません。しかし,今回が両極性感情障害の最初のエピソードである可能性は否定できませんから,やはりその後の十分な観察が必要となります。

患者さんの状態を正確に把握する

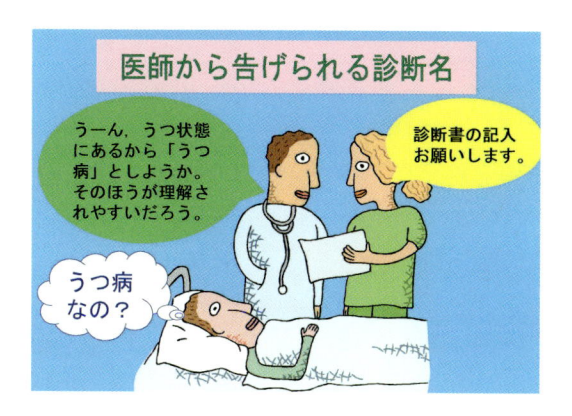

　転院してきた患者さんの診断書に「うつ病」という病名が記されていると，スタッフの中に緊張感が走ります。しかし病状の問い合わせをしてみると，「軽い不眠がある」だけであったりすることがあります。反対に，希死念慮を抱いていた，自殺未遂があった，などと報告されることもあります。

　このように「うつ病」という診断には狭義なものから広義なものまでが含まれるため，現場ではやや混乱することも事実です。

　ここでは，患者さんがどのような状態にあるのかということを正確に把握する作業が必要になります。

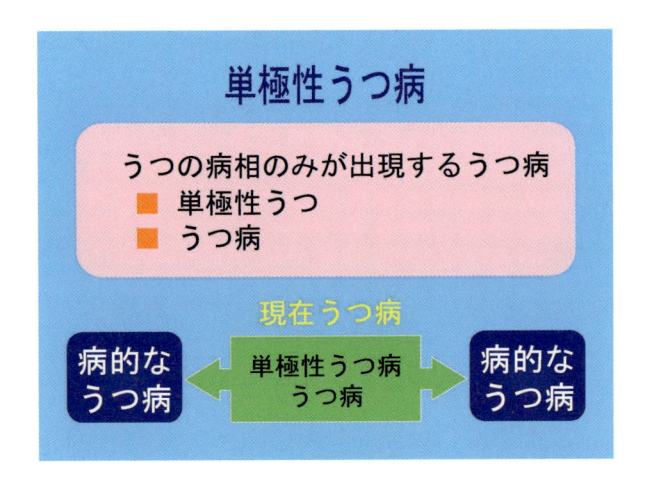

■ 単極性うつ病

単極性うつ病

うつの病相のみが出現するうつ病
- 単極性うつ
- うつ病

現在うつ病

病的なうつ病 ← 単極性うつ病 / うつ病 → 病的なうつ病

　単極性うつ病とは，先の両極性感情障害が躁とうつの2つの病相をもつのに対して，うつ病期のみがくり返されるタイプのうつ病のことです。単にうつ病と呼ばれたり，大うつ病，あるいはmajor depressionなどといわれたりすることもあります。

　この場合にも，現在のうつ病が現れる以前に病的なうつ病があったかどうかを確認する必要があります。しかし両極性感情障害の評価と同様に，今回が単極性うつ病の最初のエピソードであるかもしれませんので，やはりその後の観察が重要になります。

うつ状態が現れやすい身体疾患

　うつ状態は精神疾患のみに現れるわけではありません。身体疾患や脳器質性疾患の中には，さまざまな精神症状を伴うものが少なくありません。なかでもうつ状態は，比較的よくみられる精神症状です。

　うつ状態が現れやすい病気には，パーキンソン病，脳動脈硬化症，認知症の初期など，脳自体の病気があります。身体疾患としては，膠原病，内分泌・代謝疾患（甲状腺機能低下症や糖尿病）でうつ状態が多くみられます。

　また薬の副作用でうつ状態が引き起こされることはしばしばです。代表的なものとしては，降圧剤，ステロイド，経口避妊薬，抗潰瘍薬，抗パーキンソン薬などがあげられます。

■ 気分変調症

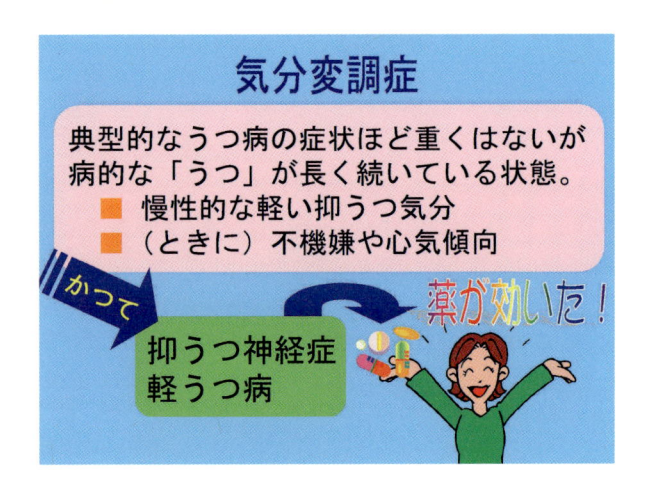

気分変調症
典型的なうつ病の症状ほど重くはないが病的な「うつ」が長く続いている状態。
■ 慢性的な軽い抑うつ気分
■ （ときに）不機嫌や心気傾向

かつて → 抑うつ神経症／軽うつ病 → 薬が効いた！

　気分変調症は，かつては「抑うつ神経症」「軽うつ病」などとも呼ばれていました。軽度の抑うつ気分，広範な興味の消失や，何ごとも楽しめないという感じが長い期間（2年以上）続く，つまり典型的なうつ病ほど症状は重くないが，病的な「うつ病」が長く続いている状態です。時に不機嫌さや心気的な傾向として表現されることもあります。
　一般的にはあまり薬物治療の効果がないとされてきたのですが，こうした症状を示す患者さんの一部にも抗うつ薬による明らかな効果が得られることがあり，治療により回復するということから，現在ではうつ病の範疇でとらえられています。
　気分変調症の患者さんの多くは，何となく体が重い，頭痛や肩こりがひどい，さらに身体疾患に関する心気的な訴えなどによって一般科を受診するようです。しかし当然，うつ病と認識されなければ，抗うつ薬などを含む専門的治療は開始されませんから，長い間，苦痛にさらされることになります。そして，こうした患者さんが「訴えがましい患者」「問題患者」とみられているという事実は無視できません。

■反応性うつ病

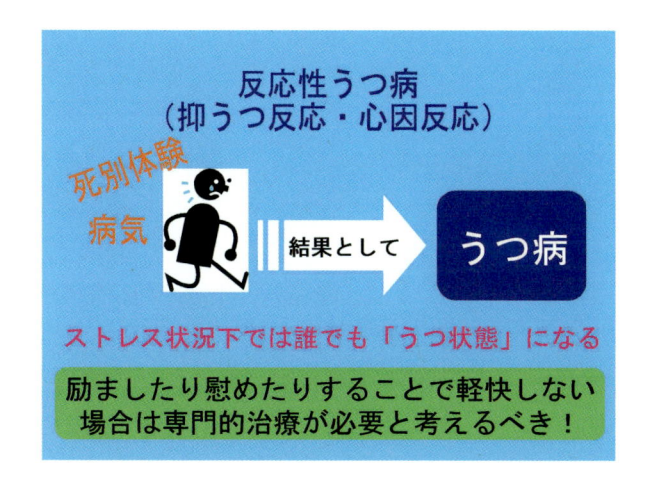

反応性うつ病（抑うつ反応・心因反応）

死別体験・病気 → 結果として → うつ病

ストレス状況下では誰でも「うつ状態」になる

励ましたり慰めたりすることで軽快しない場合は専門的治療が必要と考えるべき！

　これまでみてきた両極性感情障害や単極性うつ病は，主に精神科領域で出会う疾患です。また，気分変調症の患者さんの多くが一般科を受診することは確かなのですが，本来は精神科を受診すべき疾患です。これらの疾患の共通点は，ストレスが引き金（誘因）として働くことはあっても，ストレスが直接的な原因ではないということです。いいかえれば，仮にストレスがなかったとしても，うつ状態，あるいは躁状態が現れることになります。

　ところで，うつ状態が現れる精神疾患の中には，ストレスが原因となっているものがあります。これが「反応性うつ病」といわれるものです。以前には，抑うつ反応，心因反応などと呼ばれていました。つまりこの疾患は，何らかのストレス，例えば，死別体験，病気への罹患，あるいは事件や事故に遭うなど出来事があって，その結果としてうつ状態が現れる「うつ病」と理解されます。

　ストレス状況下では多くの人が「うつ状態」になることが予想されるのですが，ではその人たちのすべてが「うつ病」ということになるのでしょうか。

　確かにストレスが加わると脳内ホルモンの分泌や再吸収が阻害されるた

め，それによってうつ状態が現れてきます。しかし多くの方は，周囲からの援助や休養，気晴らしなどによって自然に症状を回復させていきます。しかし，ものすごく強いストレスが加わったり，ストレスの期間が長かったりした場合には，そうした自然な回復が困難になることがあります。こうした状態が反応性うつ病なのです。

　さて，一般病棟に入院中の患者さん，あるいは身体疾患に罹患した患者さんが，さまざまなストレスを抱えながら病気治療にあたっていることは事実です。ならば，この反応性うつ病，あるいはうつ病まで症状は重くなくとも適応障害といわれるような，環境への不適応感に悩む患者さんが相当数に及ぶだろうことは想像に難くないでしょう。

■ 一般病棟でみられる「うつ」の症例

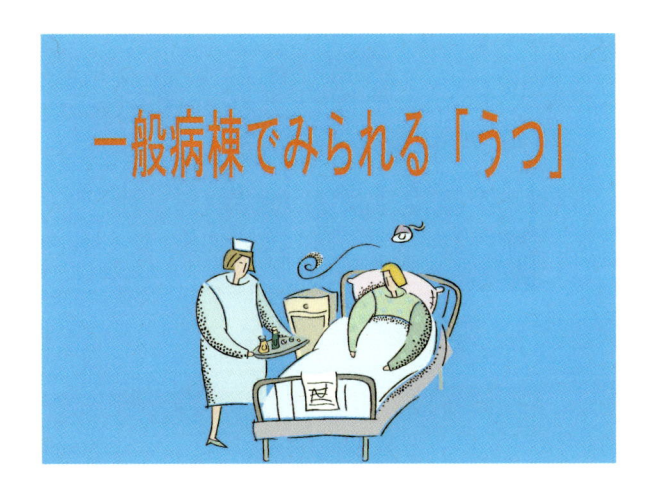

ここからは，主に一般病棟でみられる「うつ」について考えていきましょう。

症例を通して，患者さんが遭遇する「うつ状態」と，その心理について学んでいきたいと思います。

> 症例
>
> **Aさん（58歳，男性）**
> 「不調を感じたときから，がんかもしれないとの予感はあった。しかし，やはり医師から病名を告げられたときはショックだった。頭の中が真っ白になった。体中に電流が流れたような感覚があった。何度も『何かの間違いに違いない』と思ったが，抗がん剤の治療が始まり，やはり『私の病気はがんなのだ』と認めざるを得なかった。すべてを恨み，悔やんだ」

■危機的体験と危機モデル

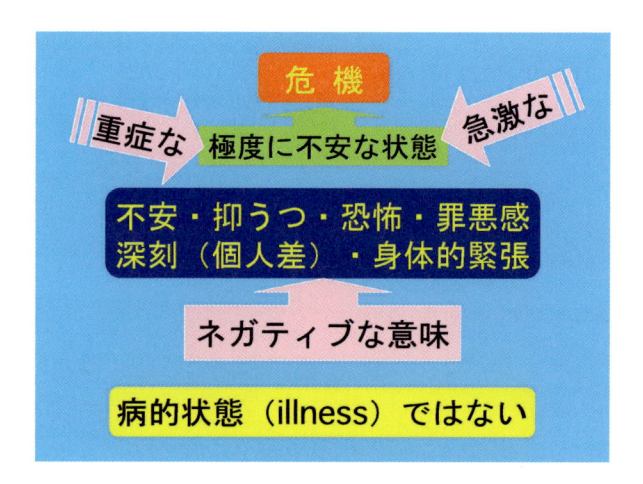

```
                    危 機
    重症な  極度に不安な状態  急激な

        不安・抑うつ・恐怖・罪悪感
        深刻（個人差）・身体的緊張

              ネガティブな意味

        病的状態（illness）ではない
```

　症例のAさんは，病気の告知によってまさに危機状態を体験したことになります。

　危機とは「極度に不安な状態」と理解されるのですが，病気の告知の場合などでは，さらに「重症な」「急激な」などといったニュアンスが含まれるでしょう。危機的状態を体験した場面では，不安や抑うつ，恐怖感や罪悪感，心理的・身体的緊張感などが現れます。いずれにしても，危機という言葉はネガティブな状況で使われることは確かなようです。しかし，いわゆる病的な状態ではありません。おそらく誰もが体験する状況であり，むしろ体験することのほうが健康だといえるかもしれません。

　さて，こうした危機状態では特徴的な経過が観察されるのですが，これがいわゆる「危機モデル」と呼ばれるものです。

　以下では，先の症例を例に，この危機モデルについて説明していきます。

■フィンクの危機モデル

危機状況での特徴的な諸段階

危機モデル　フィンク（Fink, S.L.）

第1段階：衝撃・ショック
　　　不安・混乱・パニック・精神的打撃
第2段階：防御的退行
　　　否認・現実逃避・無口・無関心・多弁
第3段階：承認
　　　怒り・悲しみ・合理化・抑うつ
第4段階：適応

　多くの人にとって，がんに罹患したことを知らされる場面は，危機的状態の体験となります。上に示したモデルは，フィンク（Fink, S. L.）の有名な「危機モデル」です。本来このモデルは，外傷性脊髄損傷による機能不全者の障害受容プロセスを示したものですが，危機に遭遇した際のモデルとして広く引用されています。

> **NOTE**
>
> ### 家族の心理への理解
>
> 　家族の多くは，患者さんの前では何とか気丈に振る舞おうと努力することが多いため，いっそう強いストレスを背負うことになります。娘や息子を看病する両親の中には，「なぜ私が病気にならなかったのか」と，自分の健康を責める人も少なくありません。父や母の死を意識した子どもたちにあっては，いっさいの感情を閉ざしてしまうことすらあります。そして，ひたすらよい子で過ごそうと無理をするようすもしばしば観察されます。
>
> 　また，「患者の苦痛に比べたら，自分たちのつらさなど取るに足らないものだ」と感じ，休みなく看病を続ける家族もいます。心理的な苦痛と同時に，経済的な不安を抱えている家族もいるでしょう。多くの家族が，こうしたつらく複雑な感情を抱きながらも，患者さんとの限られた時を充実させたいと願っているのです。
>
> 　医療スタッフとして，こうした家族の心理を理解することも忘れないでいたいものです。

■ 第1段階：衝撃・ショック

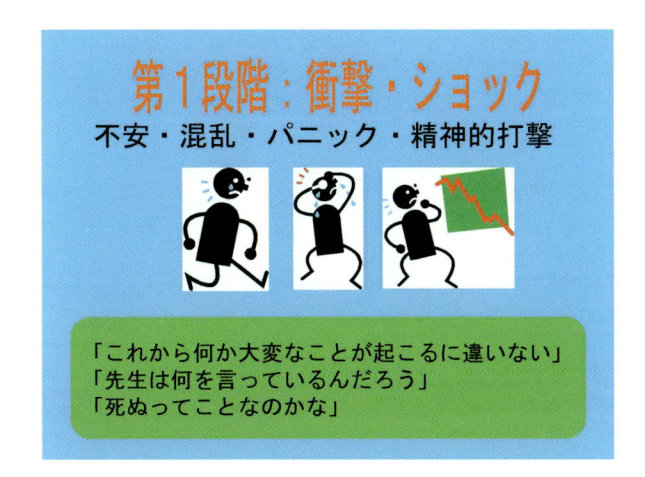

第1段階：衝撃・ショック
不安・混乱・パニック・精神的打撃

「これから何か大変なことが起こるに違いない」
「先生は何を言っているんだろう」
「死ぬってことなのかな」

　危機モデルの最初の段階では「衝撃」「ショック」などといわれる感覚を体験することになります。仮に以前から「がんかもしれない」と予測していたとしても，やはり医師から告知されると衝撃的な状況となるようです。
　先のAさんの場合であれば，次のような感情が起こってくることになります。
　「これから何か大変なことが起こるに違いない」
　「先生は何を言っているんだろう」
　「死ぬってことなのかな」
　のちに当時の自分を振り返って，「頭の中が真っ白になったようだった」「ハンマーで突然殴られたようだった」と言う患者さんは少なくありません。これらの言葉からも，まさに衝撃やショックを受けたことが理解できます。どうやって家に帰ったのかも思い出せず，記憶が飛んでしまったようにも感じられ，実際に順序立てて思い出せないことも珍しいことではありません。
　そして，この急激に襲ってきた第1段階は，少しずつ第2段階へ移行していくことになります。

■第2段階：防御的退行

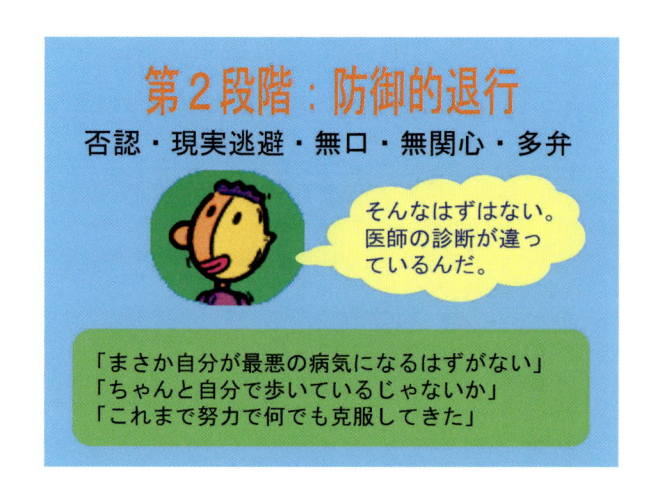

第2段階では，「防御的退行」といわれる状態を体験することになります。

ここでは，現実を否認したり逃避したりする感情が現れ，行動的には極端に無口になったり，すべてに無関心になったり，あるいは奇妙に多弁になったりすることがあります。

具体的には，次のような感情がわいてくることになります。

「まさか自分が最悪の病気になるはずがない」

「ちゃんと自分で歩いているじゃないか」

「これまで努力で何でも克服してきた」

そして，必死に「何かの間違えに違いない，先生が診断を間違えたんだ」と事実を否定しようとするのです。

しかし，そうした願いは時間とともに直面させられる事実によって徐々に崩れていき，少しずつ次の第3段階へと移行していくことになります。

■第3段階：承認

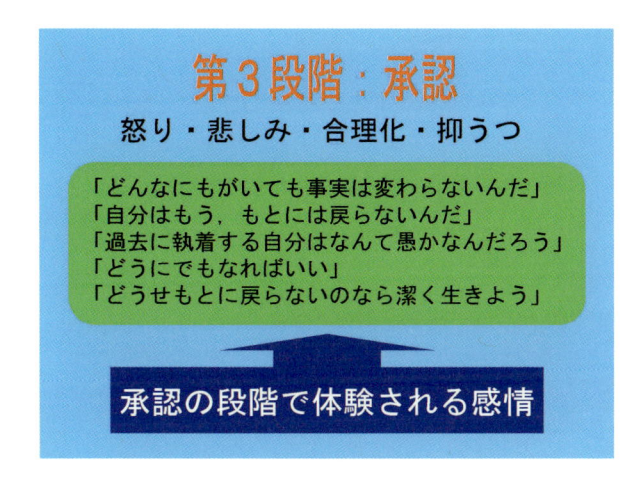

第3段階：承認
怒り・悲しみ・合理化・抑うつ

「どんなにもがいても事実は変わらないんだ」
「自分はもう，もとには戻らないんだ」
「過去に執着する自分はなんて愚かなんだろう」
「どうにでもなればいい」
「どうせもとに戻らないのなら潔く生きよう」

↑
承認の段階で体験される感情

　危機モデルの第3段階は「承認」といわれる段階で，この承認の段階では，怒りや悲しみ，合理化，抑うつといった感情が体験されることになります。
　具体的には，以下のような言葉として表現されます。
　「どんなにもがいても事実は変わらないんだ」
　「自分はもう，もとには戻らないんだ」
　「過去に執着するとはなんて愚かなんだろう」
　「どうにでもなればいい」
　「どうせもとに戻らないのなら潔く生きよう」
　この第3段階では，現実と向き合い，それを受け入れる作業をすることになるため，当然，抑うつ状態に陥ることになります。
　しかし，この時期を安全に越えることができると，次の第4段階に少しずつ移行していくことになります。

■第4段階：適応

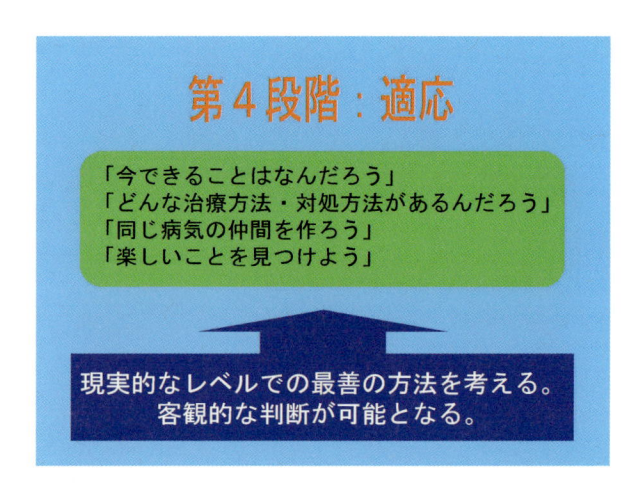

> **第4段階：適応**
>
> 「今できることはなんだろう」
> 「どんな治療方法・対処方法があるんだろう」
> 「同じ病気の仲間を作ろう」
> 「楽しいことを見つけよう」
>
> 現実的なレベルでの最善の方法を考える。
> 客観的な判断が可能となる。

　危機モデルの第4段階は「適応」の段階で，ここでは現実的なレベルで最善の方法を考えることや客観的な判断が可能になります。

　第3段階までを体験していた症例Aさんも，この段階に至ったときには次のような気持ちがわいてくることになります。

　「今できることはなんだろう」
　「どんな治療方法，対処方法があるんだろう」
　「同じ病気の仲間を作ろう」
　「楽しいことを見つけよう」

> **NOTE**
>
> ### 患者さんそれぞれの反応をみていく
>
> 　ここまで，フィンクの危機モデルにそって，告知などの急激な状況を体験した患者さんの心理についてみてきました。「危機」に関連した段階理論は，フィンクによるもの以外にもいろいろなモデルが提唱されています。
>
> 　しかしいずれも，危機的状況でみられる反応を全体的に理解するためのモデルであることに注意してください。実際には，各段階は重なり合っていたり，行ったり来たりをくり返したりして，階段状に進んでいくものではありません。また，各段階でみられる反応の質や量は個人独自のものであり，「こうなるはずである」といった，パターン化のための指標ではないのです。
>
> 　大病への罹患，死別体験といった大きな危機を体験した場合でも，そこでは誰もが自分独自の方法で「痛み」を受け入れ，そして新たな目標へと進んでいくことを十分に理解しなければなりません。

喪失体験

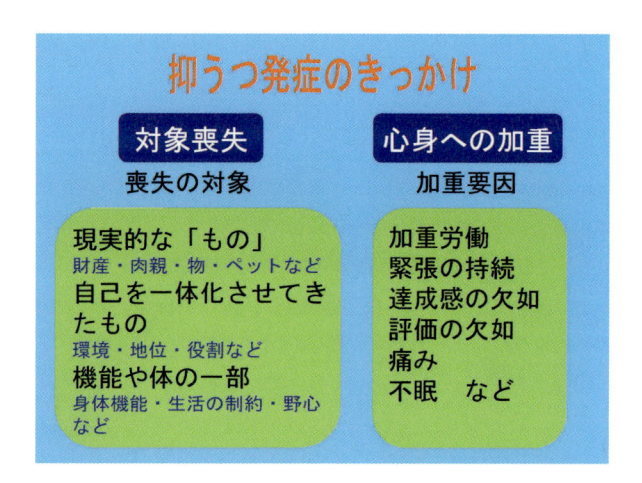

抑うつ発症のきっかけ

対象喪失
喪失の対象

- 現実的な「もの」
  財産・肉親・物・ペットなど
- 自己を一体化させてきたもの
  環境・地位・役割など
- 機能や体の一部
  身体機能・生活の制約・野心など

心身への加重
加重要因

- 加重労働
- 緊張の持続
- 達成感の欠如
- 評価の欠如
- 痛み
- 不眠　など

　ここまでは，特別な危機を体験した患者さんを例に，その後のプロセスの中で起こってくる「うつ状態」についてみてきました。しかし，抑うつのきっかけとなるのは，衝撃的な事件や事故ばかりではありません。日常生活の中で，大切なもの落とす，かわいがっていたペットが亡くなる，失恋する，などといったことは，比較的よく体験することです。こうした喪失体験，あるいは心身への過度な負担なども抑うつ発症のきっかけになることがわかっています。

　ではまず，喪失体験について考えてみましょう。喪失体験は，専門的には「対象喪失」(object loss) と呼ばれます。そしてこの対象喪失にはさまざまな意味があります。

　対象喪失の第1の意味は，現実的な「もの」をなくすことです。例えば，財産を失ったり，肉親を亡くしたり，大事にしていたものやペットを失うことなどがあげられます。また，ここでは現実的・外的な意味だけでなく，心理的・内的な意味も当然含まれてきます。例えば，人間関係を失うという「対象喪失」の場合には，死別ばかりでなく，失恋などで恋人を失ったり，けんかをして友情関係がなくなったり，成人した子どもの巣立ちや娘の結婚などによる心の空虚さなども含まれることになります。

対象喪失の第2の意味は，自己と一体化していた環境・地位・役割を失うことです。ここで喪失する対象は自己との一体化をなしたものであるため，自分の一部を失うことと同様の状況を体験することになります。具体的には，住み慣れた環境や故郷からの転居や別れ，定年退職や転勤，卒業や転校などがあげられます。

　対象喪失の第3の意味は，自分自身の機能や体の一部を失うことです。けがをして身体の一部やその機能を失うことはもちろんですが，成人病などに罹患して仕事や日常生活上での制約を受けたり，性欲や野心などを失ったりする場合も含まれます。

MEMO

■罹患・治療に伴う喪失体験

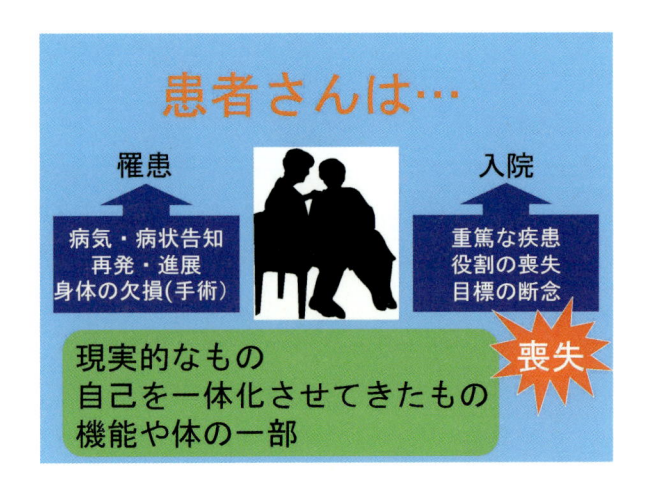

ここでは，罹患や入院によって喪失するもの，つまり患者さんの喪失体験について考えてみましょう。すべての患者さんは何らかの病気にかかり，その治療のために通院や入院をしなければなりません。そして，そこでは多くの喪失体験をすることになります。まず病気になること自体，健康を喪失することであり，同時に機能や体の一部の喪失でもあります。さらに，経済的な負担などは現実的なものの喪失となるでしょう。

患者さんの経験する喪失体験には，ほかにもさまざまなものが考えられますが，ここでは，そうした患者さんの状況を想像して，医療の中での患者さんの心理に共感してみましょう。

質問：患者さんが体験する喪失として，どのようなものが考えられますか。
答え：

■罹患・治療に伴う心身への負担

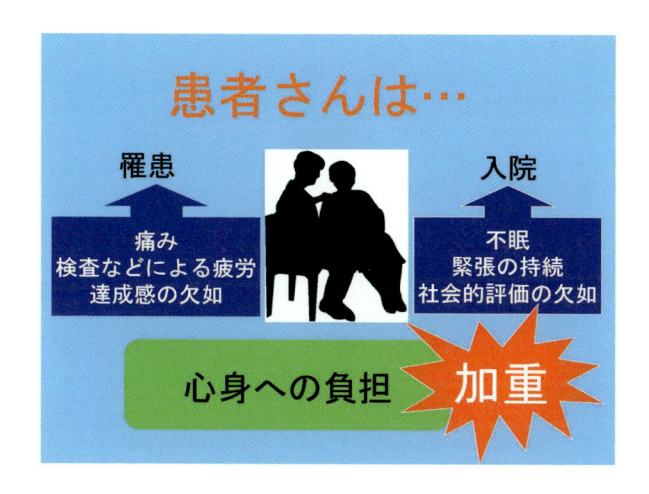

患者さんは…

罹患 → 痛み／検査などによる疲労／達成感の欠如
入院 → 不眠／緊張の持続／社会的評価の欠如

心身への負担　**加重**

　患者さんは罹患に伴って実に多くのものや状況を喪失するのだということが理解できましたか。
　では次に，罹患や治療に伴う心身への負担について考えてみましょう。

質問：患者さんの心身の負担として，どのようなものが考えられますか。
答え：
....

....

....

　そもそも，医療という非日常的な環境そのものが心身への大きな負担となります。そこに，痛みや制限といった苦痛が伴った場合の負担度は，健康でいる者の想像をはるかに超えるものでしょう。しかし，患者さんがおかれている状況に常に共感を示すことは重要であり，これは医療コミュニケーションの基本ともいえるのです。

■ 精神症状を評価する

精神状態を評価する

正常範囲の動揺
- ドキドキする，眠れない，食欲がないなどの「普通レベル」の症状が「一時的（時間）」にみられる。
- 症状によって，日常生活が脅かされることはほとんどない。
- 身近な人に相談することで，気持ちを安定させることができる。

　対象喪失や心身への加重は，抑うつ発症のきっかけとなります。医療の現場というのは，機能の喪失や制限，あるいは極端な場合には亡くなることもあり，患者さんやご家族にとっては喪失体験が繰り広げられる場であること，そして，それに伴う，あるいは治療過程での心身への負担は相当程度になることが理解できましたか。つまり，すべての患者さんがうつ状態を体験する可能性があり，またうつ病予備軍であるともいえるのです。それゆえ，医療スタッフはいずれの職種にかかわらず，そうした患者心理を理解し，同時にそれを評価していかなければなりません。このような状況で起こってくる抑うつ状態は，時間経過によって自然に回復することもありますが，さまざまな心理状態が長い期間続くこともあります。

　ストレス状況下では，当然何かしらの動揺が起ってきます。例えば，ドキドキする，眠れない，食欲がない，などの「普通レベル」の症状が「一時的」にみられる場合や，それらの症状によって日常生活が脅かされることがほとんどない場合，さらに身近な人に相談することで気持ちを安定させることができるような場合であれば，それは正常範囲の動揺であると評価することができるでしょう。

　しかし，病気治療中の患者さんを目の前にしたときに，この正常範囲が

拡大解釈されやすいこと，そしてそれはとても危険であることを十分に認識することが重要です。

> **症例**
>
> Kさん（53歳，男性）は半年前に胃がんの手術を受けたが，その後の経過は思わしくなかった。今回，術部の癒着による不調から再入院することとなったが，すでにがんはかなり進行した状態にあった。担当医はKさんに，「癒着部分の再手術は難しいため，薬で対処していきたい」と説明した。病名告知に関しては，先の手術の前後で正確に行われていた。告知後の精神症状には目立った変化はみられなかったが，今回の病状説明直後にはかなり沈んだようすが観察された。しかし，告知内容からは当然の反応とも評価された。

　上の医療スタッフの評価はごく日常的な内容であり，またこうした解釈のしかたが多くの一般科スタッフの特徴でもあるようです。
　さて，これまで「うつ病」について学んできたあなたは，この患者さんの言動をどのように評価しましたか。あるいは，どのような点に注意して，精神症状の評価をしようと思いますか

質問：患者Kの精神症状をどのように評価したらいいですか。
答え：

質問：そのためには，どのような情報収集が必要ですか。
答え：

■ 精神症状の評価の際の注意点

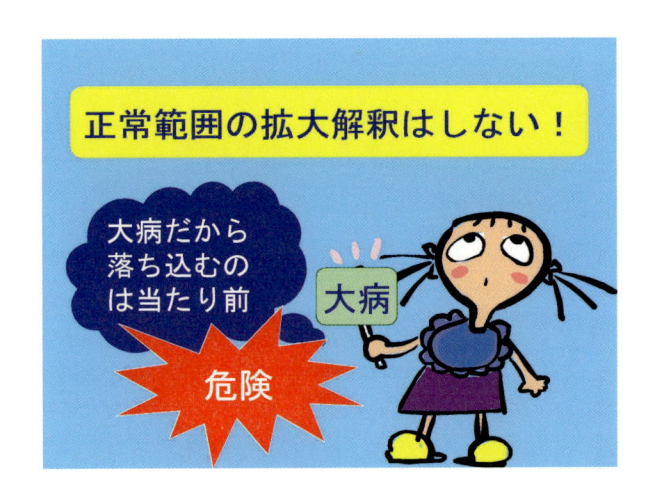

　大病の患者さんを目の前にしたときには、「こんなにつらい状況にあるのだから、この程度に落ち込んでも当然である」といった評価がされやすいものです。しかし、これでは患者さんの精神症状を正確に評価したことにはなりません。

　臨床現場で出会う患者さんの中には、通常では耐えがたいような状況にあっても前向きな発想をする方、反対に状況が好転しているにもかかわらず、むしろだんだん落ち込んでいく方などがいて、精神症状は決して状況依存的なものでないことがわかります。

　正常範囲はあくまでもその限りであって、それを医療スタッフ側の憶測や価値観で拡大させることはとても危険なことです。目の前の患者さんを見たままに評価すること、そして専門的治療が必要か否か、どのようなサポートが役立つのかといった観点から、精神症状を評価していく必要があるのです。

セッション10 身体因性の精神障害

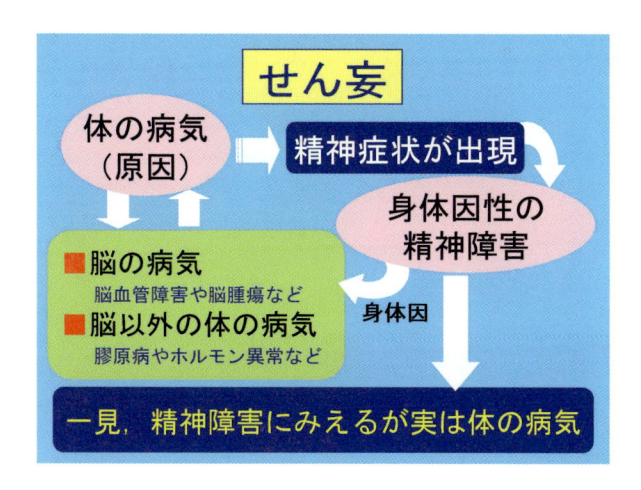

```
                    せん妄
    体の病気  ⇨  精神症状が出現
    （原因）              ⬊
        ⇧            身体因性の
        ⇧             精神障害
    ■ 脳の病気            ⬉
      脳血管障害や脳腫瘍など    身体因
    ■ 脳以外の体の病気
      膠原病やホルモン異常など
              ⬇
    一見，精神障害にみえるが実は体の病気
```

　精神症状が現れる障害の中には，体の病気が原因（＝身体因）となって起こってくるものがあります。これらを総称して，「身体因性の精神障害」と呼びます。身体因性の精神障害は，いいかえるならば，「一見，精神障害にみえるが実は体の病気」ということになります。このような精神症状を伴う体の病気は無数にあります。どのような病気であっても，予期せぬ病気にかかったり，それによって入院したりすることは，どんなに気丈な人をも不安におとしいれ，多かれ少なかれうつ状態へと追いやる可能性があります。しかし，こうした状況で起こってくる不安や抑うつとは別に，特定の身体疾患の中には，重い精神症状を伴いやすいものがあります。この精神症状として最もポピュラーなものが「せん妄」です。

せん妄の特徴

せん妄の診断基準（ICD-10を一部改編）

① 注意の障害を含む意識の混濁
② 認知障害（失見当識・近時記憶障害など）
③ 精神運動性障害（寡動から多動，寡黙から多弁，異常言動，不穏など）
④ 睡眠・覚醒周期障害（睡眠障害，昼夜逆転など）
⑤ 急激に発症あるいは日内変動など

　せん妄は，一時的な意識のくもり（意識混濁）による不安感や恐怖感などから，幻覚，錯覚，興奮などの精神症状が示されることが特徴です。つまり，意識混濁によって周囲からの情報を正確に理解・判断することができなくなり，それによって論理的な思考や行動がとれなくなるのです。

　せん妄は，脳自体の病気や，脳以外の病気（膠原病やホルモン異常，肺炎などの感染症や心不全，肺機能の低下，栄養障害や脱水，薬の副作用など）が主な原因であることがわかっています。また，手術や治療への不安，環境の変化などの心理的ストレスがそれに加わり，症状を生じやすくさせるようです。

　せん妄は，「軽度から中等度の意識障害があり，不安や恐怖などの感情が体験される。そして，わけのわからないことを言ったり，意味のない行動や精神運動性の興奮がみられたりする」と定義されます。定義だけをみると，何だか難しいもののように思われますが，例えば，高熱が出たとき落ち着かずにうろうろしたり，幻が見えたり，あるいは白いカーテンがゆうれいに見えるなどの錯視があったり，おびえたりするような状態に似たものです。一見まとまった行動をしているようにみえるのですが，「何となくぼんやりしている」，あるいは「寝ぼけているような」状態であり，

これは,「もうろう状態」と呼ばれます。このもうろう状態のときには,些細な刺激に激しく暴れる（易刺激性）こともありますから注意が必要です。また,意識は比較的はっきりしているようにみえるのに話の筋が滅裂なことがあり,これは「アメンチア」と呼ばれます。

意識の障害の程度によって,時・場所・人物に関する現実検討能力（現実を吟味する能力）がまったく,あるいは部分的に損なわれるため,せん妄状態のときに患者さんが見たり聞いたりしたことは,あとで尋ねても覚えていないことが多いものです。

せん妄が現れる前の症状として,落ち着きのなさや不安,あるいは怒る,泣くなどの感情の不安定さ,さらに注意の散漫さや混乱などのほか,睡眠障害などがあります。

もちろん,せん妄と診断するためには,意識や注意の障害（環境を清明に把握する能力の低下）,認知の障害（記憶・失見当識,言語の障害）,知覚の障害（認知症では説明できないもの）の程度について十分に観察することが必要です。そして,これらの症状が短期間のうちに現れ,一日の内での症状の変動がみられることもその特徴であり,診断のポイントのひとつになるでしょう。せん妄は,しばしば夕方から夜間にかけて症状が強く現れることがあり,これはとくに「夜間せん妄」と呼ばれたりします。

せん妄の合併頻度と在院日数

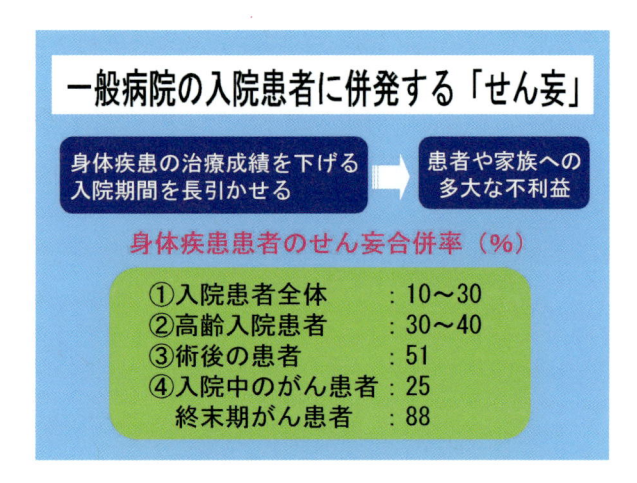

一般病院の入院患者に併発する「せん妄」

身体疾患の治療成績を下げる
入院期間を長引かせる
→
患者や家族への
多大な不利益

身体疾患患者のせん妄合併率（％）
① 入院患者全体　　：10～30
② 高齢入院患者　　：30～40
③ 術後の患者　　　：51
④ 入院中のがん患者：25
　 終末期がん患者　：88

　せん妄はその原因が身体疾患であるため，当然，高齢者，がんの末期，手術後，ICUなど，重篤な身体状態が予測される場面で発症頻度が高くなります。平均すると，入院患者さんの10～30％に及ぶといわれています。
　また，身体疾患におけるせん妄は，致死率の増大とも関連し，せん妄を発症した高齢者がその入院期間中に死亡する率は22～76％と推定されています。

せん妄と在院日数

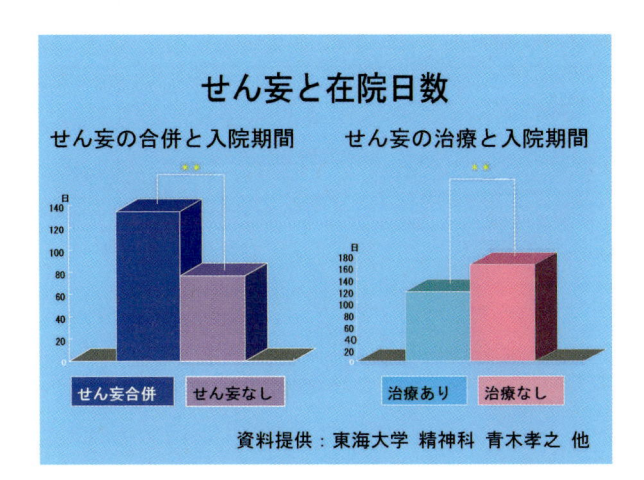

せん妄の合併と入院期間 / **せん妄の治療と入院期間**

資料提供：東海大学 精神科 青木孝之 他

　当然，せん妄の併発は身体疾患の治療成績を下げたり，入院期間を長引かせたりするなど，患者さんやご家族に多大な不利益を招きます。しかし一方で，せん妄が適切に治療された場合では，患者の在院日数が有意に短縮されることも明らかにされています。

　これらの理由からも，せん妄が早期に診断され，適切に対処されることは，臨床的に必要であるばかりでなく，患者のQOL向上のためにも重要といえます。

　ところで，本来せん妄の診断とその重症度の評価は精神科医の診察によってなされるべきものです。しかし，日本の総合病院における精神科の設置率の低さ（約50％程度）を考慮すると，総合病院では，せん妄の診断と治療が的確に行われているとはいいがたいのが現状です。また，仮に精神科医が常勤していても，一般科の医療スタッフや日常的に患者さんと接するスタッフが精神科治療の必要性を認識できなければ，精神科への依頼とはなりません。つまり，せん妄患者さんに適切な対応をしようとするのであれば，すべての医療スタッフがせん妄に関する知識と対処技法を身につけることが必要なのです。

■意識障害の理解

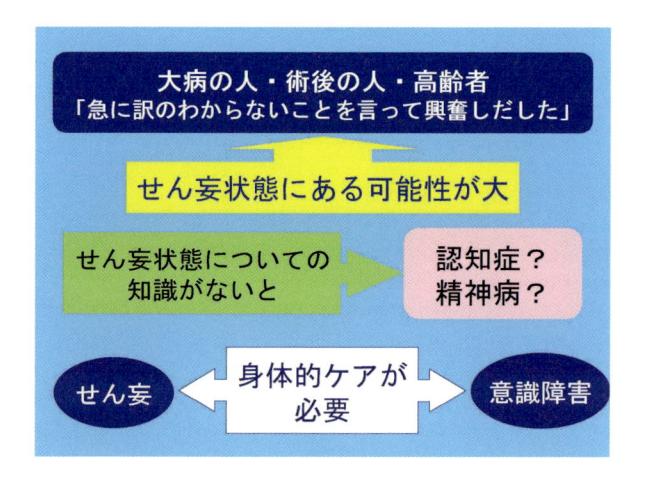

```
大病の人・術後の人・高齢者
「急に訳のわからないことを言って興奮しだした」
        ↑
  せん妄状態にある可能性が大

せん妄状態についての     認知症？
   知識がないと    →    精神病？

  せん妄 ← 身体的ケアが → 意識障害
           必要
```

　大病の人や，手術後の人，あるいは高齢者などが急にわけのわからないこと言ったり興奮したりしたら，せん妄状態にあることが予測されます。このときスタッフの側にせん妄についての知識がないと，「この患者さんは認知症になったのかしら」「精神疾患が発症したのかしら」ということになり，いずれにしても適切な対応が行われなかったり，遅れたりすることになります。

　くり返しになりますが，せん妄は意識障害ですから，意識を障害させている原因を突き止め，まずそれへの対処を考えなければなりません。

　本当に残念なことなのですが，一般科医療の中では，せん妄はいまだ十分に診断されているとはいいがたい現状にあることも確かです。これは，先にも述べたように，総合病院の精神科の設置率が50％程度という状況だけでなく，一般科で働く医療スタッフの卒前教育にも関係しているようです。薬剤師であればせめて，薬物に起因したせん妄だけは見逃したくないものです。

　患者さんに何らかの変化が観察されたとき，「それは薬物と関連していないか」と考える習慣は，薬剤師には絶対的に必要です。

■意識障害の質的変化

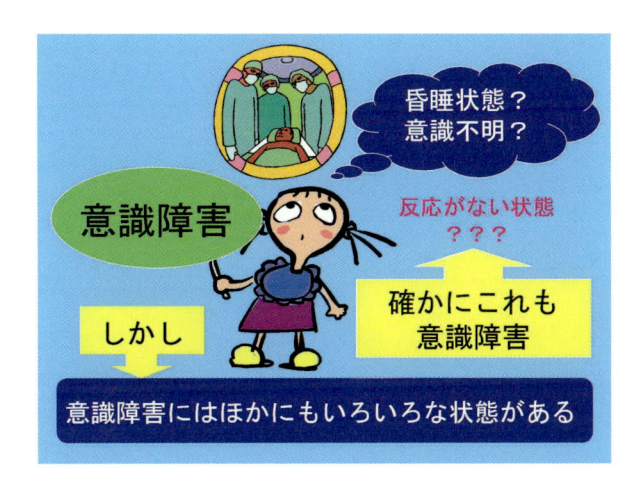

　意識障害というと，まずイメージされるのが昏睡状態ではないでしょうか。昏睡や意識不明といわれる，いわゆる反応がない状態ですが，確かにこれも代表的な意識障害です。

　しかし，意識障害にはほかにもいろいろなタイプがあります。「昏睡に陥る」「昏睡から醒める」という場合には，意識を量的な変化としてとらえているのですが，質的な変化として理解する意識障害もあります。この質的な変化は，「意識混濁」「意識変容」などというように表現されます。せん妄に代表される意識障害では，この質的な変化が顕著に現れてくるのが特徴です。

■意識の混濁と変容の具体例

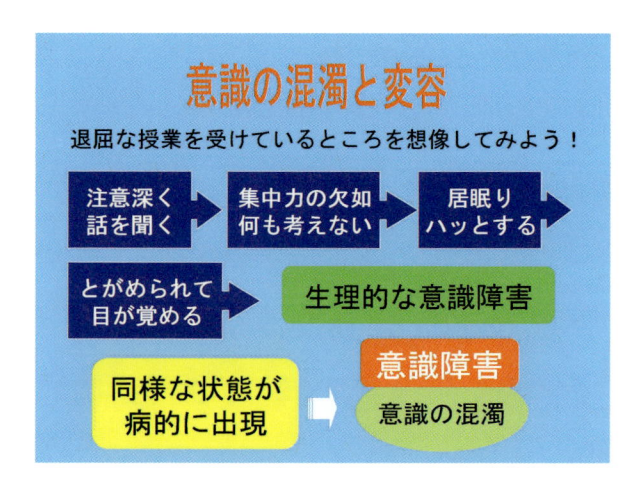

意識の混濁と変容
退屈な授業を受けているところを想像してみよう！

注意深く話を聞く → 集中力の欠如 何も考えない → 居眠り ハッとする
とがめられて目が覚める → 生理的な意識障害
同様な状態が病的に出現 ⇒ **意識障害** 意識の混濁

　ではここで，意識の混濁と意識の変容について，もう少し具体的にイメージしてみましょう。

　退屈な授業や講演を聞いている自分を想像してみてください。最初は頑張って聞いているのですが，しだいに集中力が切れて何も考えていないような状態になります。そのうち，コクリコクリと居眠りが始まり，机に額が着きそうになってハッと目が覚めるといった状態がしばらくくり返されます。その後，教師や講師からとがめられて，やっと我に返ります。

　誰にでも，このような経験の一度や二度はあるでしょう。これは，生理的・健康的な現象ですが，状況的には意識障害の疑似体験となります。もちろん意識障害という言葉は，本来的には病的な状態を表すものですから，同様の症状が何らかの病気や障害が原因で出現したときに使われることになります。もし，先の集中力が困難になった状態や居眠りのような状況が何かの病気が原因で起こったとしたら，そこでは意識が混濁しているというように理解されます。

■意識の混濁に伴う意識の変容

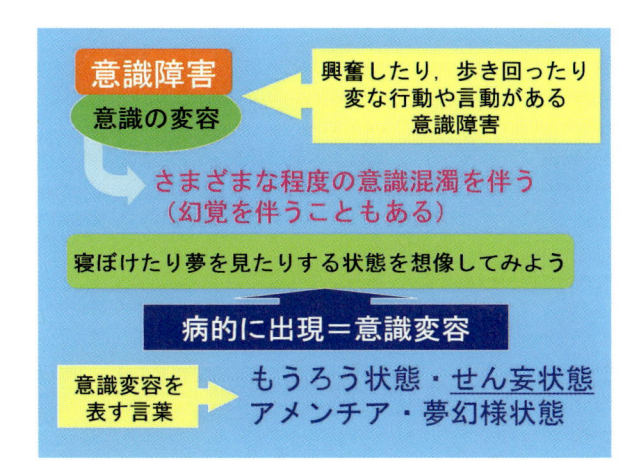

意識障害
意識の変容
← 興奮したり，歩き回ったり変な行動や言動がある意識障害

さまざまな程度の意識混濁を伴う
（幻覚を伴うこともある）

寝ぼけたり夢を見たりする状態を想像してみよう

病的に出現＝意識変容

意識変容を表す言葉：もうろう状態・せん妄状態　アメンチア・夢幻様状態

　ではさらに，コクリコクリと居眠りが始まったときに，何かの夢を見たとしましょう。例えば，犬に追いかけられる内容だとします。そこで横に座っている人が咳払いをしました。そして，あなたにはその音が犬の鳴き声に聞こえたとします。
　居眠りをしている状態では，集中困難なときよりさらに意識が混濁しているために，周囲の刺激を正確に理解したり判断したりすることができなくなります。
　ここで，再度，咳払い（犬の鳴き声）を聞いたあなたは，あまりの恐怖から大声を出したり，机の上のテキストを投げつけたりしたとします。きっと周囲の者は唖然とした表情であなたを見るでしょう。
　せん妄状態では，こうした意識の混濁に伴う意識の変容が病的な原因で現れるのです。

■せん妄の発見

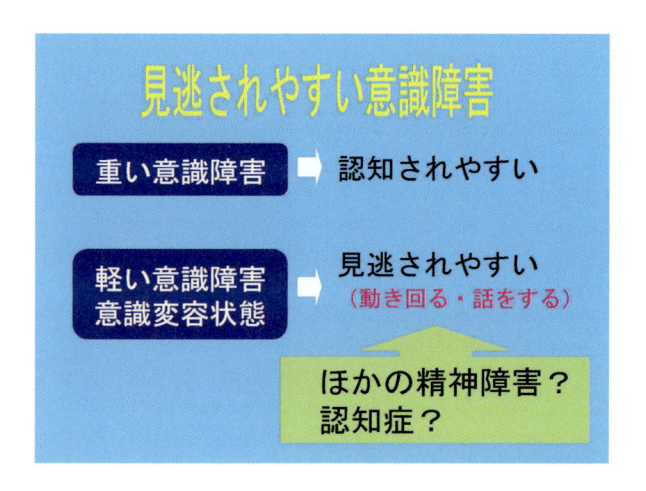

```
見逃されやすい意識障害

重い意識障害  →  認知されやすい

軽い意識障害
意識変容状態  →  見逃されやすい
              （動き回る・話をする）
              ↑
              ほかの精神障害？
              認知症？
```

　さて，意識障害は，その症状が重い場合には誰からもすぐに認知されます。しかし，症状が軽い場合，例えば先にイメージしたような軽い寝ぼけのような状態などでは，「何か変だな」と感じながらも，話しかけると返事があったり身体的にも異常がみられなかったりすることから，そのまま放置されることも少なくありません。あるいは，患者さんが高齢者だった場合には，「認知症かしら」と理解されて，「そのままようすをみるしかない」ということもしばしばです。「そんなばかなことが…」と感じられるのは，今ここでせん妄を取り上げているからであって，せん妄への意識が低い医療の中にいた場合には，それは見逃され，不適切な対応となる危険性が高いのだと認識してください。

　せん妄の発見には，p.220の「せん妄スクリーニング・ツール」（Delirium Screening Tool：DST）と，p.222の「せん妄スクリーニング・ツールの活用」を参考にしてください。

> **NOTE**
>
> ### せん妄状態でよくみられる症状例
>
> ① どなる，攻撃的，チューブ類を抜く，指示を無視・拒絶，無用な行動，など。
> ② 人がいる・虫が這っているなどの幻視，毒を飲まされる・殺されるなどの被害妄想，など。
> ③ 気分が落ち込む，意欲がない，食欲がない，不眠，寂しい，など。
> ④ 年齢不相応な物忘れをする，何ごとも人に依存する，失語がないのに話ができない，視力障害がないのに見えない，など。
> ⑤ 動悸，胸苦しさ，不安，体のだるさ，頭痛，下痢や便秘，全身の痛み，などの執拗な訴え。

■せん妄への対応

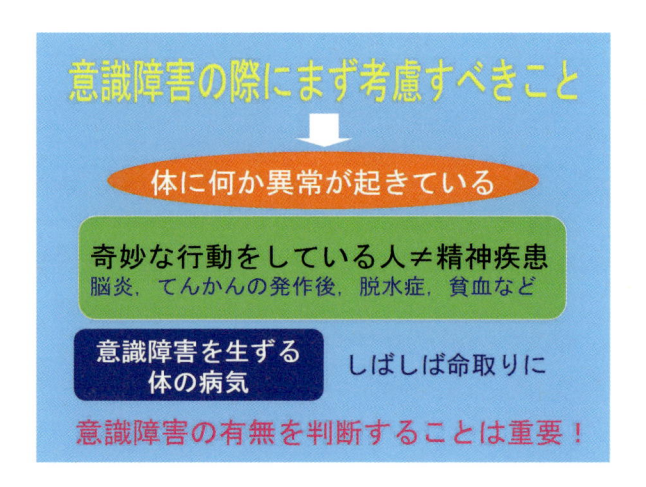

意識障害の際にまず考慮すべきこと
↓
体に何か異常が起きている

奇妙な行動をしている人≠精神疾患
脳炎，てんかんの発作後，脱水症，貧血など

意識障害を生ずる体の病気　しばしば命取りに

意識障害の有無を判断することは重要！

　せん妄，つまり意識障害を見つけたら，まず「体に何か異常が起きているのではないか」と，その原因について考えることが必要です。奇妙な行動＝精神疾患，ではありません。せん妄をきたす身体疾患はしばしば緊急対応が必要になりますから，意識障害の有無を判断することはきわめて重要なのです。

　ところで，適切にせん妄が評価されたならば，今度はいかに対応していくのかという課題が出てきます。症状を速やかに緩和させる必要のある患者さんには薬物治療も併用されますが，薬物療法の詳細に関しては，有用な著書が多く出ていますので，それらを参考に学習してください。

　ここでは，せん妄状態にある患者さんとのコミュニケーションスキルを中心に考えていきます。

　まず，せん妄患者さんの心理について理解しましょう。せん妄患者さんは，不安や恐怖，または当惑などの状態に陥っていることが少なくありません。何者かに連れ去られる，あるいは閉じ込められるといった体験をする人もいます。ここがどこなのかわからず，何をされるのだろうかと常にビクビクしている人もいます。そうした感じは，ちょうどリアルな夢を見ているときに似ているようです。もちろん本人には夢であるとの認識はあ

りませんから，とても恐ろしい状況におかれていることになります。不注意な近寄り方をすれば，時に殴られたり蹴られたりすることもあります。考えてみれば当然の反応です。

　例えば，どこかわからないところへ連れ込まれ，見ず知らずの者が突然近寄ってきたと想像してください。しかも，患者さんはベッドの上に横になっているのですから，そこを上から見下ろされること自体，威圧感を感じるものです。そうした状況で，その患者さんが近寄ってきた者に何か恐ろしいことをされるのではないかと感じたなら，きっと必死の抵抗をするでしょう。くり返しますが，せん妄は意識障害ですから，状況を的確に判断することが極めて困難な状態にあるのです。

　患者さんが，こうした状態にあるのだということをしっかり理解しておくと，おのずからケアの方法や注意点が浮かんでくるものです。

　まず，とくに不安や恐怖を感じている患者さんに対しては，「ここが安全な場所であること」をくり返し説明します。さらに，過度な刺激を与えない，部屋やベッドの位置を変えない，患者さんに接する人は家族や顔なじみの医療スタッフに制限するなど，環境を整えることも必要でしょう。また，夜間，枕元を明るくしておくこと，入院中の患者さんに対しては，ふだん家庭で使っている寝具や身の回りの品などを用意すること，などが症状緩和に有効なことがあります。

> **NOTE**
>
> ## 振戦せん妄
>
> 長期間のアルコール連用を急にやめた場合，その後1～3日目くらいから始まるアルコール離脱症状があります。その典型的なものを「振戦せん妄」といいます。
>
> 不眠・焦燥感を前駆症状として，意識混濁があるため，失見当識（日時・場所などの間違え）がみられ，不穏となったり興奮したりします。また，しばしば発汗・発熱・頻脈・粗大な振戦などがみられ，時にけいれんなどの症状が出現することもあります。さらに被害妄想や追跡妄想（誰かに追われている，監視されているという妄想）がみられることがあり，幻聴や幻視が現れることもまれではありません。とくに虫やヘビなどが見えるという幻視が特徴的で，あたかも床や壁を這っている小動物を必死になってつまんでいるかのような動作をします。
>
> 振戦せん妄は3～5日間でおさまることが多いのですが，その間，危険防止のために身体の抑制が必要なこともあります。

■患者・家族への支持と教育

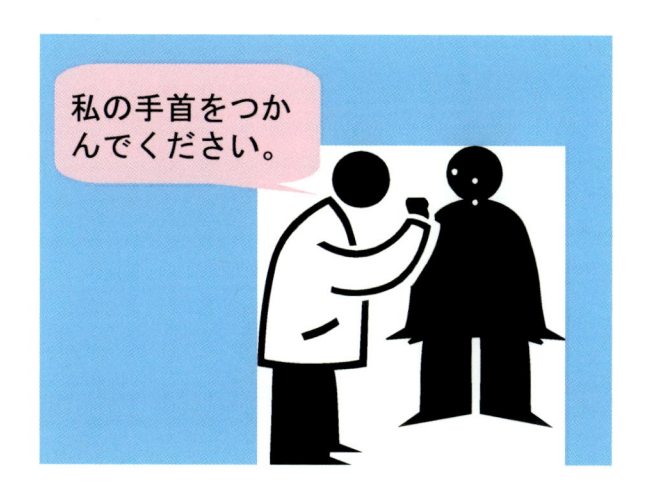

> 私の手首をつかんでください。

　せん妄では，当然，意識が障害されていますから，患者さんはその状況をまったく覚えていないか，あるいは「怖い夢を見た」いうように認知していることがほとんどです。しかし翌朝の周囲の反応から，「何か自分はとんでもないことをしたようだ」と感じ，聞くに聞けぬまま，ひとり悩む患者さんもまた少なくないようです。
　家族も同様で，「世話になっている病院にひどく迷惑をかけてしまった」と感じ，患者さんを責めることもあります。また，「認知症になってしまったのかしら。ずっとこのまま治らないのかしら」，あるいは「病院にいるのに，なぜ病気が悪化するのよ」と不安を感じる家族もいます。せん妄の治療の過程で，患者さんやその家族に十分に説明し，場合によっては早期から家族の協力を得るなどの環境的・支持的な介入はとても重要です。これらの介入は，患者さんの見当識障害の回復や不安の軽減に対して，積極的な治療効果をもたらすことは間違いありません。
　次に，転倒や転落など危険への注意も十分に行わなければなりません。部屋や家から出てしまった患者さんをいかに誘導するのか，これにはちょっとしたコツがあります。
　せん妄状態の患者さんは何かされることへの不安を感じていることが少

なくないため，無理に引っぱらないことがポイントです。むしろ，誘導する人が誘導されているような状況を作ります。例えば，患者さんにこちらの腕のちょうど手首のあたりをつかんでもらうようにします。そして，その腕を患者さんに押してもらうのですが，方向はこちらが決め，自然に部屋や家の中へ誘導していくようにするのです。これはとても簡単で，かつ安全な誘導方法ですから，ぜひ覚えておいてください。

MEMO

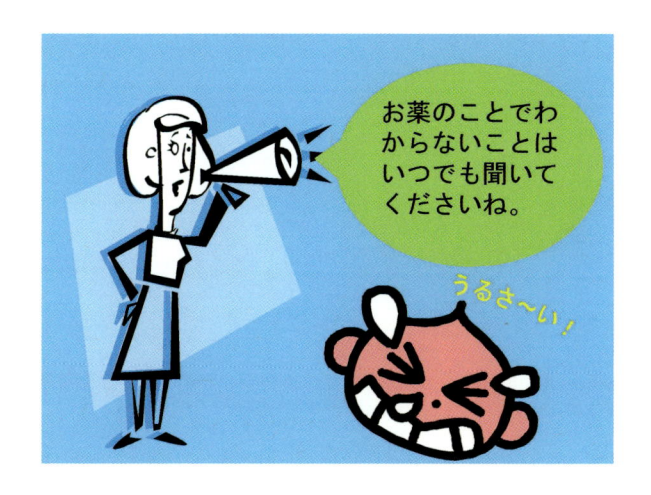

■人格を尊重したコミュニケーションを

　時には，患者さんのようすから，こちらの言っていることが理解されていないようにみえることがあります。そのため，説明をくり返すたびに大声になっていくことが少なくありません。そばで見ていると，まるで難聴の人と話しているかのようです。患者さんは耳が遠いわけではありません。むしろ感覚が過敏になっていることが多いのですから，大きな声での話しかけは苦痛を与えることになります。

　また，入院中の患者さんの場合，見慣れた環境を用意することで不安が和らぐことも多いものです。日頃，患者さんが使い慣れている寝具や身の回りのものを用意することも有効な方法でしょう。

　時に，自宅で過ごすことで症状が早急に緩和されることもあります。しかし，症状を残す患者を自宅で看病することは，家族にとっても大きなストレスとなるでしょう。この場合でも，ケアの注意点などの情報を医療スタッフから十分に得られることで過度な不安は緩和されるものです。

　どんな場合でも，患者の状態の回復を優先に考え，人格を尊重したコミュニケーションをはかっていくことがポイントとなります。

せん妄スクリーニング・ツール（DST）

A：意識・覚醒・環境認識のレベル

現実感覚

夢と現実の区別がつかなかったり，ものを見間違えたりたりする。例えば，ゴミ箱がトイレに，寝具や点滴のビンが他のものに，さらに天井のシミが虫に見えたりするなど。

　① ある　　② なし

↓

活動性の低下

話かけても反応しなかったり，会話や人とのやりとりがおっくうそうに見えたり，視線を避けようとしたりする。一見すると「うつ状態」のように見える。

　① ある　　② なし

↓

興奮

ソワソワとして落ち着きがなかったり，不安な表情を示したりする。あるいは，点滴を抜いてしまったり，興奮し暴力をふるったりする。ときに，沈静処置を必要とすることがある。

　① ある　　② なし

↓

気分の変動

涙もろかったり，怒りっぽかったり，焦りやすかったりする。あるいは，実際に，泣いたり，怒ったりするなど感情が不安定である。

　① ある　　② なし

睡眠―覚醒のリズム

日中の居眠りと夜間の睡眠障害などにより，昼夜が逆転していたり，あるいは，一日中，明らかな傾眠状態にあり，話しかけても，ウトウトしていたりする。

　① ある　　② なし

↓

妄想

最近新たに始まった妄想（誤った考えを固く信じている状態）がある。例えば，家族や看護師がいじめる，医者に殺されるなどと言ったりする。

　① ある　② なし

↓

幻覚

幻覚がある。現実にはない声や音が聞こえる。実在しないものが見える。現実的にはありえない，不快な味や臭いを訴える（口がいつもにがい・しぶい，イヤな臭いがするなど）。体に虫が這っているなどと言ったりする。

　① ある　② なし

セッション **10** 身体因性の精神障害　221

B：認知の変化

見当識障害

見当識（時間・場所・人物などに関する認識）障害がある。例えば，昼なのに夜だと思ったり，病院にいるのに，自分の家だと言うなど，自分がどこにいるか分からなくなったり，看護スタッフを孫だと言うなど，身近な人の区別がつかなかったりするなど。

　　① ある　　② なし

記憶障害　↓

最近，急激に始まった記憶の障害がある。例えば，過去の出来事を思い出せない。さっき起こったことも忘れるなど。

　　① ある　　② なし

C：症状の変動

現在の精神症状の発症パターン

現在ある精神症状は，数日から数週間前に，急激に始まった。あるいは，急激に変化した。

　　① ある　　② なし

症状の変動性　↓

現在の精神症状は，一日の内でも出たり引っ込んだりする。例えば，昼頃は精神症状や問題行動もなく過ごすが，夕方から夜間にかけて悪化するなど。

　　① ある　　② なし

↓
せん妄の可能性あり

【検査方法】
1) 最初に，「A：意識・覚醒・環境認識のレベル」について，上から下へ「①ある ②なし」について全ての項目を評価する。
2) 次に，もし，A列において，ひとつでも「①はい」と評価された場合，「B：認知の変化」について全ての項目を評価する。
3) 次に，もし，B列において，ひとつでも「①はい」と評価された場合，「C：症状の変動」について全ての項目を評価する。
4) 「C：症状の変動」のいずれかの項目で「①はい」と評価された場合は，「せん妄の可能性あり」，直ちに，精神科にコンサルトする。

★注意：このツールは，患者面接や病歴聴取，看護記録，さらに家族情報などによって得られる全情報を用いて評価する。さらに，せん妄の症状は，一日のうちでも変転するため，少なくとも24時間を振り返って評価する。

患者さん氏名　　　　　　　　　　　　様　（男・女）（年齢　　歳）
身体疾患名（　　　　　　　　　　　　　　　　　　　　　）
検査年月日　　　　年　　　月　　　日

せん妄スクリーニング・ツール (Delirium Screening Tool：DST) の活用

　一般科医療スタッフの誰もが「せん妄」をスクリーニングできたならば、臨床的にも患者のQOL向上のためにも有用であることは容易に推測されるでしょう。そこでここでは、筆者らが開発した「一般科医療スタッフ用せん妄スクリーニング・ツール (Delirium Screening Tool：DST)」(p.220) について説明します。

1 DSTの評価項目

　DSTの評価項目は、DSM-Ⅳの診断基準に沿って、以下の3系列に分類される。
　A：意識・覚醒・環境認識レベル
　B：認知の変化
　C：症状の変動
　その評価はチェック・リストとして「①ある／②なし」で行われる。

　せん妄を評価するためには、いくつかの特徴的な症状を総合的に評価することが必要となるが、DSTでは、せん妄診断のために必要な評価項目が各系列内に呈示されているため、診断のために必要な情報をもれなくチェックすることが可能である。また、各項目には具体的な例があげられ、評価はそれを参考に行うため、厳密な専門的知識を有していないスタッフでも使用することが可能である。

> 　統計学的検討において得られたツールの感受性は98％（せん妄をせん妄であると確認できる確率）、施行時間は5分以内であることから、DSTは臨床現場で使用しやすいスクリーニング・ツールであることが確認されている。

2 DST検査方法

1) 最初に、「A：意識・覚醒・環境認識のレベル」について、各項目の「①ある／②なし」をすべて評価する。
2) 次に、もしA列において1つでも「①はい」と評価された場合、「B：認知の変化」についてすべての項目を評価する。
3) 次に、もしB列において1つでも「①はい」と評価された場合、「C：症状の変動」についてすべての項目を評価する。

★注意：このツールは、医療スタッフが通常、患者面接や病歴聴取、看護記録、

さらに家族情報などによって得られる全情報を用いて評価する。さらに，せん妄の症状は一日のうちでも変転するため，少なくとも24時間を振り返って評価する。

3　DST使用の実際例
【薬剤師より】

> 75歳の男性Tさんは妻と二人暮らしです。10年前から，高血圧症のために近くの病院に通院していました。食事制限や服薬を守っていたため経過は良好だったのですが，2カ月前から下腿に浮腫が出現し，運動時に息切れを自覚するようになったため入院となりました。
>
> ----------------
>
> 入院後の検査は順調に進んでいたのですが，入院は今回が初めてだというTさんは一日中緊張しているようにみえました。また服薬指導の際にはさまざまな不安が訴えられ，とくに胃部の不快感と入眠障害および熟眠障害への苦痛がくり返し訴えられました。それらについて医師に相談したところ，胃腸症状への対応としてH_2ブロッカーが投与されることになりました。しかし，睡眠障害に関しては，高齢であることを考えてようすを観察することとなったため，その後も不眠は続いていました。
> 　それから4日後の夕方，服薬のようすを聞きに訪室したところ，Tさんはベッド上に座って，うつろな表情で一点をじっと見つめていました。何度か「お薬を飲んでみて調子はどうですか」と尋ねたのですが，たまに涙ぐみながら「すみませんね」と，ちぐはぐな返事が返ってくるだけでした。翌朝，看護スタッフにTさんの夜間のようすを聞いてみると，10時過ぎ頃，カーテンを指差して，「ばあさんが迎えに来ているから，私ももう失礼しなくては…」と言いだすという場面があったとのことでした。しかし，その日のようすは，朝はやや眠そうにウトウトしてはいましたが，昼頃にはいたって穏やかな表情で，同室者と楽しそうに話をしていました。しかし，この日の夜も昨夜同様に「帰る」と言い始め，看護スタッフを困らせる行為があったとのことでした。このとき看護スタッフは，ここは病院であることを何度も説明したようですが，まったく聞き入れようとせず，実際に荷物をまとめて帰ろうともしたとのことでした。

4 DSTによる評価

　このようなケースの場合,「昨夜呆けがみられました」と,夜勤のスタッフが申し送りをしているのをよく聞く。そして,その「呆け」は「認知症」を意味するようになり,結局のところ,「もう高齢なのだからしかたがない」というところで納得してしまうことが少なくない。痴呆症状と評価されたら,その後はただ安全を確保しながら見守る以外の方法はないのである。しかしせん妄であれば,積極的な介入を行うことで症状は緩和されるので,正しい方法で正しい評価をすることが必要である。そこで,DSTを使って,Tさんの精神症状を評価してみよう。

【A：意識・覚醒・環境認識のレベル】
　○現実感覚：カーテンを迎えに来た妻と間違える。
　○活動性の低下：ぼーっとして一点を見つめている,反応の鈍さ（たまにしか返事がない）。
　○興奮：「帰る」と言ってスタッフが困るほどの行動。
　○気分の変動：涙ぐみながら「すみませんね」と言う。
　○睡眠－覚醒のリズム：夜間の睡眠障害。
　○妄想：妻が来たと思い込んでいれば,妄想あり。
　○幻覚：妻の声が聞こえたならば幻聴,姿が見えたなら幻視で,幻覚あり。

【B：認知の変化】
　○見当識障害：病院に入院していることへの認識に障害あり。
　○記憶障害：前日の出来事への記憶障害あり。

【C：症状の変動】
　○現在の精神症状の発症パターン：数日前からの急激な発症。
　○症状の変動：夕方から夜間にかけての症状の悪化。

おわりに

以下は，Tさん（56歳，男性）が話してくださったことです。

　　　　　　□　　　　　□　　　　　□

　便秘がひどかったので，診療所の先生に相談しました。先生はにこやかな表情で迎えてくれましたが，すぐに「なんだ，便秘か」と言い，私の話は早々に打ち切られてしまいました。私がさらに説明しようとすると，先生は山積みになったカルテに目をやり，それを見た私はすでに何も言えなくなってしまいました。それでも心配だった私は，少し大きめの病院へ行きました。そこでも，「ああ，便秘ね」と軽んじられたので，必死で検査をお願いしました。先生からは「オーバーな気がするけど，そんなに言うなら検査をしてみますか」と面倒くさそうな声で言われました。
　ところがどうでしょう。検査結果が出ると，私はすぐに入院になりました。しかも病名は「がん」でした。手術を受け，人工肛門となりました。また，状況は厳しいことを説明されました。たかが便秘と笑われたのはほんの数週間前のことです。その私が死ぬのでしょうか。
　下腹に大きく垂れ下がった肛門は，見るからに醜いものでした。手術前に説明を受けたものとは似ても似つかない形や大きさをしていました。私は先生に何度も，「大丈夫ですか」と尋ねました。そのたびに先生からは「大丈夫ですよ」と，励ましの言葉が返ってきました。一度目はその言葉に少し安心を感じました。しかし，毎回「大丈夫ですよ」と言われるうちに，「何を根拠に大丈夫と言っているのか」と，その返事がとても軽薄なものに思え，ひどく腹が立ってきました。「この病気だって，私が検査を申し込まなければ発見されなかったじゃないか」という医療への不信感が重なり，病院へ行くこと自体がとても苦痛に感じられるようになりました。

それから間もなく，また入院になってしまいました。私は自分のつらさを，何の罪もないスタッフの方々にことごとくぶつけました。
　人口肛門の私は，いつも便のことが気になっていました。しかも，巨大に膨れ上がった肛門の入り口にうまく合うストマはなく，何度も失敗をし，そのたびに生きていることすらつらく感じられました。薬剤師のUさんは毎回，下剤の効き目について聞いてきました。そして，ストマから便が漏れてしまうたびに，便の調整の話ばかりをしてきました。私はUさんに，「あんたね，これを見てごらんよ。こんな肛門で失敗しなかったら，そのほうがまぐれだよ」と言って，下腹の肛門を見せました。さらに，「あんたに，こんな醜いものが体についている私の気持ちがわかるかね」とも追い討ちをかけました。Uさんは棒立ちになって黙ってしまいました。しかしUさんはすぐに，「すみませんでした。私のどこかに，人工肛門の方はみな同じとの思いがあったのかもしれません」と言って，深々と頭を下げました。「なんと正直な人なんだろう。私のこんなにひどい言い方に対して，言い訳ひとつしないで謝ってくれるなんて…」と，むしろありがたささえ感じました。
　私の担当の看護婦Sさんは2年目の方でした。正直，なんでこんな新米が私の担当なんだと腹が立ちました。どうせ先がない私だから，どうでもいいやと思われたのか，とひとりで不愉快な気分に陥っていました。Sさんは，私のきつい言葉に対して一度も嫌な表情をみせることはありませんでした。かげで怒ったり泣いたりしていたのかもしれませんが，私の前ではいつも笑顔でした。そんなSさんに私は，「あんたはいつもニコニコしていて，何も感じない人なんだね」と嫌味を言ってしまいました。するとSさんは，「私はまだまだ新人なんで，先輩のように十分なことをして差し上げられていないかもしれないと，いつも不安に思っています。でも，笑顔でいることはできます。いえ，笑顔でいることしかできないといったほうが正しいですね」と言って，おどけたように首をすくめ，いつもの笑顔をみせてくれました。このとき私は，体が震えるほどのありがたさを感じました。「新人の看護婦なんて」と非難していた私にさえ，Sさんはこんなにもやさしい思いで看護してくれていたのです。
　数日後，珍しくUさんとSさんが一緒に部屋へやってきました。そして，特別なストマがあるとの情報をもってきてくれました。どこかの病院の先生が患者のために用意しているものだということでした。二人が一生懸命に探してくれた情報のようでした。そしてさらに，「自分たちがその先生に問い合わせをし

てみたいがどうか」と提案してくれました。私は我を忘れて泣きました。医療を憎み，そのスタッフも恨み，そして，確実に悪化している病気におびえ，病院での私の毎日は孤独でした。でも，今は違います。

　以来，思い出すことがたくさんあります。私の人工肛門を見た医療スタッフの多くは，「こういう人もいます。個人差がありますから」と説明してくれました。Sさんにその話をしたとき，Sさんは悲しそうな表情で，「そうは言われても，やっぱつらいですよね」と言ってくれました。それを聞いて，何だか気持ちが明るくなりました。

　私が高熱を出したとき，Uさんは服薬の時間にわざわざ来てくれました。私の体調を気づかってくれていることが本当によく伝わってきました。

　　　　　　❑　　　　　❑　　　　　❑

　医療不信を感じていたTさんから心理療法の依頼を受けたのは，Tさんが亡くなる4カ月ほど前のことでした。Tさんの心は医療スタッフの何げない言動に傷つけられ，すでにぼろぼろになっているように感じられました。しかし，亡くなられる少し前のTさんは，「この病院で最期を迎えられてよかったよ」と言って，このようなUさんとSさんの話をしてくれました。

　Tさんが亡くなられてしばらくたった頃，私のところに奥様から手紙が届きました。そこには，「UさんとSさんには，本当にお世話になりました。お二人は，家族の私にも，『病気とはみんなで戦っていきましょう』と声をかけてくれました。何もかもをひとりで抱え込みがちだった私は，その言葉でどれだけ楽な気持ちになれたことでしょうか。夫が亡くなる最後のとき，私は心の中で，『あなたは，あなたを心から思ってくれている人たちに出会えて本当に幸せね』と話しかけました。本当にありがとうございました」と感謝の気持ちが綴られていました。

　患者さんへのメンタルケアが重要であるといわれて久しいのですが，今，私たちは，そのケアについて，あまりにも難しいスキルばかりを追い求めてはいないでしょうか。

　また，マニュアルだけを頼り，例えば，「患者さんがつらそうにしていたら，その肩に手をあてて，『つらいですね』と話しかける」「患者さんの

機嫌をとるためには，まず誉めること」というように，コミュニケーションの技法を機械的に記憶して，実行しようとする傾向はないでしょうか。

　患者さんが望んでいるものは，形だけのコミュニケーションスキルではないはずです。そう，それは，人と人との温かい交流であり，そして，最も重要なのは，「誠意」ある対応，ただそれだけではないでしょうか。

2005年9月

町田いづみ

●著者略歴

町田 いづみ（まちだ いづみ）

明治薬科大学教授（医療コミュニケーション学）

1960年生まれ
1988年　横浜国立大学大学院修士課程修了
1990年　日本臨床心理士認定資格取得
埼玉県済生会栗橋病院臨床心理士，東京福祉大学社会福祉学部助教授などを経て，2014年4月より現職。

著書：『医療コミュニケーション入門』（星和書店）
　　　『薬剤師のための医療コミュニケーション・スキル』（じほう）
　　　『スキルアップのための医療コミュニケーション』（南山堂），
　　　ほか多数。

服薬援助のための医療コミュニケーションスキル・アップ

2005年10月5日　初版第1刷発行
2012年3月24日　初版第2刷発行
2017年8月26日　初版第3刷発行
2023年9月1日　初版第4刷発行

著　者　町田 いづみ
発行者　石澤雄司
発行所　㈱星和書店

〒168-0074　東京都杉並区上高井戸1-2-5
電話　03（3329）0031（営業部）／03（3329）0033（編集部）
FAX　03（5374）7186（営業部）／03（5374）7185（編集部）
http://www.seiwa-pb.co.jp

©2005　星和書店　　Printed in Japan　　ISBN978-4-7911-0586-1

・本書に掲載する著作物の複製権・翻訳権・上映権・譲渡権・公衆送信権（送信可能化権を含む）は㈱星和書店が保有します。
・JCOPY〈(社)出版者著作権管理機構 委託出版物〉
本書の無断複写は著作権法上での例外を除き禁じられています。複写される場合は，そのつど事前に(社)出版者著作権管理機構（電話 03-3513-6969，FAX 03-3513-6979，e-mail：info@jcopy.or.jp）の許諾を得てください。

ヘルパーのための
やさしい心理学と精神医学

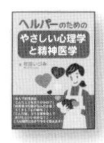

［著］町田いづみ
A5判　100頁　本体価格 1,400円

本書はヘルパーのために、コミュニケーション技術・心の病気などの精神医学・心理学の知識を、日常の仕事の中で出合いやすい場面を例にとりながら、わかりやすく解説しました。

医療コミュニケーション入門
〈コミュニケーション・スキル・トレーニング〉

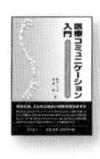

［著］町田いづみ、保坂隆
四六判　196頁　本体価格 1,800円

医療現場で役立つコミュニケーションを上手にとるための技法を、具体的にわかりやすく紹介した初めての書。医療関係者必携！

発行：星和書店　http://www.seiwa-pb.co.jp　価格は本体(税別)です